Paula Torrano Belmonte
Lydia Fructuoso González

Terapia antifúngica en el paciente hematológico

Paula Torrano Belmonte
Lydia Fructuoso González

Terapia antifúngica en el paciente hematológico

Revisión sistemática sobre el tratamiento antifúngico indicado en el trasplante de progenitores hematopoyéticos

Editorial Académica Española

Cover image: www.ingimage.com

Publisher:
Editorial Académica Española
is a trademark of
Dodo Books Indian Ocean Ltd. and OmniScriptum S.R.L publishing group

120 High Road, East Finchley, London, N2 9ED, United Kingdom
Str. Armeneasca 28/1, office 1, Chisinau MD-2012, Republic of Moldova, Europe
Printed at: see last page
ISBN: 978-620-2-24627-9

Índice

1. Abreviaturas

AEMPS: Agencia Española del Medicamento y Productos Sanitarios

AI: aspergilosis invasiva

Alo-TPH: Trasplante alogénico

ASCO: American Society of Clinical Oncology

ATG: Inmunoglobulina antitimocitica

Auto-TPH: Trasplante autólogo

Cmáx: Concentraciones máximas

CMH: células madre hematopoyéticas

CMV : Citomegalovirus

CYP: Citocromos hepáticos

DMPC: L-α-dimiristoilfosfatidilcolina

DMPG: L-α-dimiristoilfosfatidilglicerol

ECIL: European Conference on Infections in Leukemia

EICH: Enfermedad injerto contra huésped

EMR: Enfermedad mínima residual

EORTC: European Organization for Research and Treatment of Cancer/Invasive Fungal Infections Cooperative Group

EPO: Eritropoyetina

FDA: Food and drug administration

G-CSF: factores estimulantes de colonias granulociticas

IDSA: Infectious Diseases Society of America

IFI: infección fúngica invasiva

LLA: leucemia linfoblástica aguda

MO: médula ósea

MSG: Infectious Diseases Mycoses Study Group

PABA: ácido para-aminobenzoico

PCR: Polimerase chain reaction

P-gp: Glicoproteina P

PH: progenitores hematopoyéticos

QC: Quimerismo completo

QM: Quimerismo mixto

SCU: sangre de cordón umbilical

SEIMC: Sociedad Española de Enfermedades Infecciosas y Microbiología

SIDA: Síndrome Inmunodeficiencia Humana

SMD: síndromes mielodisplásicos

SP: sangre periférica

TCMH:Trasplante de células madre hematopoyéticas

TPH: trasplante de progenitores hematopoyéticos

UGT: Uridina difosfato glucuronosiltransferasa

2. Resumen

Las enfermedades fúngicas son un tipo de enfermedades asociadas al paciente sometido a trasplante de células madre hematopoyéticas (TCMH). El TCMH es una terapia de reemplazo de un sistema hematopoyético alterado por otro sano procedente de un donante. Las células madre hematopoyéticas son aquellas capaces de regenerar todos los tipos de células sanguíneas.

El objetivo de esta revisión es conocer al paciente trasplantado hematológico y las características que le predisponen a sufrir infecciones fúngicas invasivas, así como, conocer los métodos de profilaxis y tratamiento y describir los fármacos antifúngicos más utilizados.

Para ello se realizó una búsqueda bibliográfica en distintas bases de datos como Pubmed, Cochrane Library y Science Direct, limitando la búsqueda a 10 años e idioma inglés. Inicialmente se encontraron 1.113 artículos, a los que se les aplicó una serie de criterios de inclusión y exclusión, para seleccionar finalmente 105 de ellos.

Los pacientes que están sometidos a estos tipos de trasplantes están en riesgo de presentar infecciones bacterianas, víricas y antifúngicas, especialmente durante el periodo de neutropenia; por eso es fundamental conocer los síntomas y el manejo de los mismos con el fin de controlar las infecciones y mejorar el pronóstico del injerto.

La infección fúngica invasiva (IFI) causada por hongos filamentosos es la infección fúngica más común en individuos afectados con enfermedades hematológicas y con trasplante de células madre hematopoyéticas de elevada morbi-mortalidad. El principal agente causal es el hongo *Aspergillus*. Una evaluación crítica del riesgo individual de IFI según cada paciente es importante para seleccionar el mejor método profiláctico y/o terapéutico para aumentar la supervivencia de los pacientes.

Los factores de riesgo para sufrir aspergilosis invasiva son la edad elevada de los pacientes, la enfermedad injerto frente a huésped, la terapia inmunosupresora, el uso de esteroides, la neutropenia y algunos tipos de trasplantes como los que proceden del cordón umbilical, depleción de células T y alotrasplantes incompatibles.

Palabras clave: terapia antifúngica, trasplante hematopoyético, infección fúngica invasiva.

Abstract

Fungal diseases are a type of diseases associated with patients undergoing hematopoietic stem cell transplantation (HSCT). HSCT is a replacement therapy of an altered hematopoietic system with a healthy one from a donor. Hematopoietic stem cells are those capable of regenerating all lineages of hematopoietic cells.

The objective of this review is to know about the hematological transplant patient and the characteristics that predispose him to suffer from invasive fungal infections, to learn the methods of prophylaxis and treatment and to describe the antifungal drugs used.

It was carried out a bibliographic research in different databases such as Pubmed, Cochrane Library and Science Direct, limiting the search to 10 years and English language. Initially, 1,113 articles were found, to which the inclusion and exclusion criteria were applied, finally selecting 105 of them.

Patients undergoing these types of transplants are at risk for bacterial, viral, and antifungal infections, especially during the period of neutropenia. That is why it is essential to know the symptoms and their management in order to control infections and improve the prognosis of the graft.

Invasive fungal infection (IFI) by filamentous fungi is the most common fungal infection in patients with hematological diseases and with hematopoietic stem cell transplantation with high morbidity and mortality. The main causative agent is the *Aspergillus*. A critical evaluation of the individual risk of IFI per patient, selecting the best prophylactic and/or therapeutic method is key to increase the survival of these patients.

Risk factors for invasive aspergillosis include patient age, graft-versus-host disease, immunosuppressive therapy, steroid use, neutropenia, and some types of transplants such as those from the umbilical cord, depletion of T cell and incompatible allogeneic transplants

Keywords: antifungal therapy, hematopoietic transplant, invasive fungal infection.

3. Introducción

3.1. Trasplante de células madre hematopoyéticas

El trasplante de progenitores hematopoyéticos (TPH) o trasplante de células madre hematopoyéticas (TCMH) se incorporó en la clínica en la década de los años 50 y actualmente se mantiene como una terapia capaz de conseguir la supervivencia libre de enfermedad para gran número de patologías congénitas y adquiridas (1).

Actualmente, el TCMH se usa como tratamiento en individuos con enfermedades que afectan a la médula ósea (congénitas o adquiridas) y para rescatar a pacientes con enfermedades hematológicas o con ciertos tipos de cáncer de los efectos adversos provocados por las altas dosis de quimioterapia o radioterapia (2).

El TCMH es una terapia celular en la que se sustituye el sistema hematopoyético alterado por otro sano para poder reemplazarlo y que pueda desarrollar la hematopoyesis normal a largo plazo. Los progenitores hematopoyéticos (PH) o células madre hematopoyéticas (CMH) son aquellas capaces de repoblar todas las líneas celulares hematopoyéticas cuando son trasplantadas. Los PH se pueden obtener de la medmédula ósea (MO), sangre periférica (SP) o sangre de cordón umbilical (SCU) (1).

El TPH se utiliza como terapia para curar enfermedades hematológicas neoplásicas y no neoplásicas, como linfomas, mielomas, leucemias, aplasias medulares, inmunodeficiencias y enfermedades congénitas del sistema hematopoyético. Los TPH pueden ser alogénicos (Alo-TPH), si el donante de los progenitores es un individuo distinto al paciente y autólogos o autogénicos (Auto-TPH) si donante y receptor son el mismo individuo (1).

La selección de los donantes debe de seguir una series de requisitos por orden de importancia: compatibilidad de HLA entre donante y receptor, estado serológico de citomegalovirus de donante y receptor, médula ósea como fuente de progenitores, edad del paciente (preferentemente donante joven), género del donante (preferiblemente donante masculino para receptor masculino), compatibilidad mayor del AB0 (1).

Tipos de trasplante (1):

TPH autólogo

Las células madre procedentes del propio paciente se extraen y se criopreservan durante unos días o semanas antes de comenzar con la fase de acondicionamiento. La obtención de progenitores de la médula ósea apenas se usa y se prefiere la sangre periférica como fuente de los mismos.

El objetivo es administrar dosis altas de quimioterapia para acabar con la enfermedad y posteriormente poder infundir a los progenitores del propio paciente, ya que de lo contrario se produciría una aplasia hematológica que puede poner en peligro la vida del paciente.

El autotrasplante se utiliza como terapia de enfermedades linfoproliferativas, tumores sólidos y enfermedades autoinmunes. Sin embargo, para hemopatías congénitas no neoplásicas y leucemias no parece ser efectivo.

TPH alogénico

Las células infundidas al paciente proceden de otro donante.

Debido a ello, existe un balance entre el efecto injerto contra huésped y el efecto injerto contra receptor. Las indicaciones del alo-TPH son leucemia mieloide aguda y síndromes mielodisplásicos (SMD), leucemia linfoblástica aguda (LLA), síndromes linfoproliferativos y por enfermedades no neoplásicas, como la aplasia medular grave y las inmunodeficiencias congénitas.

La compatibilidad de HLA entre donante y receptor es clave, ya que aparece una reacción inmunitaria en ambos sentidos; por un lado, se detectan como extrañas las células progenitoras del donante tras la infusión, y en sentido contrario, cuando las células del donante reconocen como ajenos los tejidos del receptor.

Selección del donante:

El donante ideal es aquel con el que el receptor comparte cada uno de los 2 alelos de los cinco locus principales, que se denomina compatibilidad 10/10 y se considera el estándar. En la tabla 1 se indican los cinco locus HLA principales.

Para conseguir el éxito del Alo-TPH, la histocompatibilidad es el factor más importante. Un hermano que sea HLA-idéntico se considera la mejor opción, pero si no fuera posible, se prefiere un donante de progenitores no emparentado pero con histocompatibilidad idéntica.

Tabla 1. Locus HLA

TIPAJE HLA CLASE I	TIPAJE HLA CLASE II
Locus HLA - A	Locus HLA - DRB1
Locus HLA - B	Locus HLA - DQB1

Locus HLA - C	

Secuencia de los procesos del trasplante:

1. Obtención de los progenitores hematopoyéticos

Los PH se obtienen de la fuente elegida, ya sea, cordón umbilical, médula ósea, o sangre periférica y se criopreservan, dejándolas disponibles para la fecha del injerto al receptor. A día de hoy, el factor más importante para determinar la calidad del injerto es el recuento de las células CD34 +. El receptor CD34 se encuentra en la membrana del 1.4% de las células nucleadas de la médula ósea (3).

2. Manipulación del injerto

En esta fase, se eliminan las células tumorales ex vivo, se seleccionan los progenitores CD34 +, se eliminan linfocitos T, se disminuyen los glóbulos rojos por incompatibilidad de grupo sanguíneo o se disminuyen los volúmenes obtenidos inicialmente a criopreservar.

3. Acondicionamiento

Es la combinación de quimioterapia y radioterapia que se infunde al paciente días previos a la administración de los progenitores. El fin del acondicionamiento es eliminar las células tumorales, consiguiendo terminar con la patología de base, alcanzando un estado de inmunosupresión para poder implantar el injerto y prevenir la reacción del receptor contra el donante (1).

Según los protocolos de quimioterapia y/o radioterapia que se utilicen, las pautas de acondicionamiento se denominan mieloablativas cuando erradican todas las células madre de la médula ósea y no mieloablativas cuando llegan a causar una citopenia mínima pero una linfopenia significativa.

En el caso de los acondicionamientos de autotrasplantes, éstos consisten en pautas de quimioterapia únicamente y en algunos casos también irradiación. Sin embargo, en pacientes de alotrasplante de donantes no emparentados es necesaria la administración de globulina antitimocítica o alemtuzumab (1).

4.Infusión de los PH

Es el momento en el que los PH son descongelados y administrados al paciente. Este día es considerado el día 0 del trasplante.

5. Aplasia post-trasplante

Periodo de desaparición de las células que ocupan la médula que el paciente alcanza después de la infusión de los PH. Debido a este estado, el receptor requiere de cuidados en unidades hospitalarias dedicadas a su cuidado.

6. Prendimiento

Consiste en la recuperación hematológica del paciente. Ocurre entre los días 10-14 después de la infusión de los PH, cuando aparecen las primeras células del paciente (leucocitos, reticulocitos y plaquetas). Cuando el TCMH se ha realizado a partir de PH de sangre periférica, se consigue una recuperación más rápida (1).

7. Recuperación inmune

Estado que se consigue aproximadamente 6 meses después de la infusión del trasplante. Aparecen las subpoblaciones de linfocitos T, B y se producen inmunoglobulinas.

3.2.Complicaciones del TCMH

Las complicaciones de TCMH presentan relación cronológica. Desde el inicio del acondicionamiento hasta los días 14-28 después de la infusión de los progenitores, pueden aparecer las complicaciones tóxicas asociadas a los regímenes de acondicionamiento, la neutropenia y trombocitopenia provocadas por los mismos. Las complicaciones de mayor importancia y gravedad son las infecciones que aparecen durante la neutropenia del paciente. La fase de aplasia medular dura entre 2 y 4 semanas. Con el fin de acortar la duración de la neutropenia, se recomienda la administración de factores estimulantes de colonias de granulocitos (G-CSF). También, durante este periodo, las transfusiones de sangre suelen ser muy frecuentes.

En el autotrasplante no se observan graves complicaciones graves después del prendimiento. De forma ocasional, puede aparecer fiebre secundaria o infecciones causadas por el acceso del catéter o de las vías respiratorias. En el caso del alotrasplante, el periodo que ocurre desde el prendimiento hasta el día +100 post-trasplante se considera crítico. La recuperación hematológica requiere entre 6 y 12 meses y el uso de tratamiento inmunosupresor para evitar los rechazos condicionan a que estos pacientes tengan mayor riesgo de sufrir infecciones oportunistas.

A.Complicaciones propias del acondicionamiento

El acondicionamiento es una parte fundamental del proceso del trasplante. Tiene dos misiones fundamentales: la actividad anti-tumoral y la de facilitar el injerto. Consiste en la combinación de quimioterapia, que puede estar asociada o no a radioterapia. Se administran a altas dosis en esquemas definidos respecto al día de la infusión de los progenitores hematopoyéticos (Día 0) (1). En la tabla 2, se mencionan algunos de los fármacos empleados en el condicionamiento del TCMH (1).

Tipos de acondicionamiento según la intensidad:

- Acondicionamiento mieloablativo: Es el régimen de acondicionamiento convencional. Consiste en la administración de altas dosis de radioterapia y/o quimioterapia con agentes alquilantes. Tienen un efecto tumoral máximo, pero se asocian con elevada toxicidad.

- Acondicionamiento de intensidad reducida: consiste en la administración de quimioterapia con dosis más bajas; así, se consigue mejor tolerancia y para evitar el rechazo, se incrementa la intensidad de la inmunosupresión. La toxicidad que aparece es menor.

- Acondicionamiento no mieloablativo: Causan una mínima citopenia y se puede administrar sin el soporte de la infusión de PH.

Debido a los fármacos empleados en la fase de acondicionamiento, aparecen diversos tipos de toxicidades, como los recogidos en la tabla 3.

Tabla 2. Fármacos en el acondicionamiento del TCMH.

Grupo farmacológico		Fármaco	
Agentes alquilantes	Mostazas nitrogenadas	Ciclofosfamida	ALO y AUTO

		Melfalán	AUTO y ALO
	Alquilsulfonato	Busulfan	ALO y AUTO
	Etilenaminas	Tiotepa	ALO y AUTO
	Nitrosoureas	Carmustina	AUTO y ALO
	Platinos	Carboplatino	AUTO
Antimetabolitos	Análogos de pirimidina	Citarabina	ALO y AUTO
	Análogos de purina	Fludarabina	ALO
Inhibidores de topoisomerasa		Etopósido	ALO y AUTO
Inmunosupresores		Inmunoglobulina antitimocitica (ATG)	ALO

Tabla 3. Complicaciones que aparecen en el paciente TCMH debidas a los regímenes de acondicionamiento.

	Toxicidad
Gastrointestinal	Náuseas y vómitos, diarrea, mucositis, balance calórico
Cutáneas	Cambios de color, descamación, sequedad, alopecia
Cistitis hemorrágica	Secundaria a fármacos (ciclofosfamida, busulfan o etoposido) o por infecciones (poliomavirus, BK, adenovuris, CMV)
Otras	Hepáticas, cardiacas, renales, pulmonares, neurológicas

B. Neutropenia

La *neutropenia* se define como un recuento absoluto de neutrófilos menor de 1.000 células/µL, equivalente a $1.0 \times 10^9/L$. La *neutropenia severa* se conoce como el recuento de neutrófilos menor de 500 células/µL (equivalente a $< 0.5 \times 10^9/L$) y la *neutropenia profunda* como el recuento de neutrófilos menor de 100/µL (equivalente a $< 0.1 \times 10^9/L$). La neutropenia se considera prolongada si dura más de una semana. Los pacientes que están sometidos a quimioterapia citotóxica y TCMH están en riesgo de presentar infecciones bacterianas, víricas y antifúngicas, especialmente durante el periodo de neutropenia (4).

Los neutrófilos son una pieza fundamental en la defensa del paciente, particularmente ante las bacterias y los hongos. El riesgo de infección aumenta conforme aumenta la gravedad de la neutropenia y se considera máximo en aquellos pacientes que experimentan una neutropenia profunda y prolongada justo después de la quimoterapia agresiva, que ocurre en los periodos antes del injerto del TCMH y después de la quimioterapia para el tratamiento de la leucemia aguda (5). La prevención y el manejo adecuado de la neutropenia es importante para evitar posibles futuras complicaciones, como hipotensión, fallo renal y respiratorio, shock séptico o fallo cardiaco.

La fiebre en pacientes neutropénicos se define como una temperatura superior a 38º C mantenida durante una hora (5). La fiebre neutropénica ocurre en al menos el 25-30% y la mortalidad en el 11% de los pacientes sometidos a TCMH (6)(7). Los factores de riesgo para sufrir fiebre neutropénica deben ser evaluados sistemáticamente en los pacientes, incluyendo las características del paciente, del tipo de cáncer y del tratamiento implantado.

C. Infecciones

En los receptores de TCMH, los médicos se enfrentan a dos problemas: la alta incidencia de sepsis bacteriana y la alta mortalidad en caso de infecciones por bacterias Gram negativas. Adicionalmente, en la ausencia de neutrófilos, que son los responsables de la mayoría de síntomas clínicos de infecciones bacterianas (accesos, infiltraciones, piuria,...) la fiebres es el único síntoma que se presenta en estos casos. Además, la fiebres es de los síntomas más inespecíficos y hay muchas más causas por las que puede aparecer en un paciente neutropénico, como infecciones fúngicas, virales, reacciones de fármacos, transfusiones, enfermedades subyacentes, síndromes por el injerto, enfermedad de injerto frente a huésped, síndrome de liberación de citoquinas, rechazo y hemofagocitosis (1).

La profilaxis antimicrobiana en los pacientes inmunodeprimidos más recomendada según las guías de la American Society of Clinical Oncology

(ASCO) y la Infectious Diseases Society of America (IDSA) son las siguientes (5) (8) (9) (10):

- Profilaxis antibiótica con quinolonas se recomienda en pacientes con elevado riesgo de sufrir fiebre neutropénica o neutropenia grave, sobre todo más común en aquellos pacientes con leucemia mieloide aguda, síndrome mielodisplásico o TCMH tratados con regímenes de quimioterapia mieloablativos (11) (12). La terapia antibiótica empírica comienza con piperacilina- tazobactam, ceftazidima o cefepime y después se modifica el antibiótico si fuera necesario. Con esta estrategia, los carbapenemes se quedan como segunda línea de tratamiento en aquellos pacientes en los que falla la terapia inicial o que se mantiene la infección. Otra estrategia es añadir un aminoglucósido al beta-lactámico. La adición empírica de vancomicina no se recomienda a no ser que el paciente tenga síntomas de infección causada por Gram positivos (13). Tradicionalmente, la duración de la terapia antibiótica se mantenía hasta la recuperación de las cifras de neutrófilos, con la intención de evitar las recaídas. En la última década, las guías propuestas por la IDSA y European Conference on Infections in Leukemia (ECIL), la terapia antibiótica podría pararse después de 3 días o más de terapia intravenosa en pacientes que han alcanzado estabilidad hemodinámica o en aquellos que llevan más de 2 días sin fiebre, sin tener en cuenta el recuento de granulocitos o la duración esperada de la neutropenia (1). Si a pesar de la terapia antibiótica, los pacientes siguen manteniendo fiebre, hay factores necesarios a considerar. Si no hay claros signos de deterioro clínico, y los marcadores de inflamación están mejorando, puede ser debido a una respuesta lenta al tratamiento. Como alternativa, las infecciones no bacterianas, cómo las virales, o mucosistis deberían ser consideradas las razones del empeoramiento. Además, se debe de realizar pruebas de galactomamano u otras pruebas para poder descartar infección fúngica (14). Si las condiciones clínicas del paciente se deterioran, se recomienda volver a repetir todas la pruebas, aumentar la cobertura antibiótica y comenzar la terapia antifúngica (1).

- La profilaxis antifúngica se debe realizar con un triazol oral o equinocandinas vía parenteral en pacientes con neutropenia afectados por leucemia mieloide aguda, síndrome mielodisplásico o TCMH. La profilaxis se debe de iniciar mientras se esperan los resultados que confirmen la infección. Este apartado se desarrollará más adelante. La profilaxis con trimetoprim y sulfametoxazol se recomienda en pacientes que reciben pautas de quimioterapia y los cuales tienen un riesgo mayor del 3'5% de padecer neumonía causada por *Pneumocystis jirovecci*.

- La profilaxis antiviral con aciclovir para aquellos pacientes con leucemia mieloide aguda, síndrome mielodisplásico o TCMH se indica en aquellos pacientes seropositivos para el virus del herpes simple. Para aquellos pacientes con alto riesgo de reactivación de hepatitis B se recomienda la profilaxis con tenofovir o entecavir (15).

- La vacunación anual contra el virus *Influenza* con vacunas inactivadas se recomienda en todos los pacientes que reciben quimioterapia por estar afectados de síndromes hematológicos malignos (16).

- Los pacientes con neutropenia y que reciben quimioterapia deben de evitar el contacto prolongado con ambientes que tengan alta concentración de esporas fúngicas, como ambientes de construcción, demolición o exposición intensiva al cultivo de jardinería.

D. Enfermedad injerto contra huésped (EICH):

La complicación más temida de los trasplantes alogénicos. Ocurre cuando las células T del donante reconocen las células del hospedador como un extraño. Puede presentarse en forma clínica aguda o crónica. La principal diferencia es a partir del día que aparecen, es decir, antes o después del día +100 de la infusión.

La EICH aguda (clasificada en cuatro grados I, II, III y IV) ocurre en un 30-60% de los pacientes y causa la muerte del 20% de los casos. La aguda puede aparecer hasta el día +100 del transplante, mientras que la aguda retardada aparece pasado el +100. Afecta fundamentalmente a la piel causando exantema maculopapular, al hígado causando ictericia y al intestino provocando cuadros diarreicos. Las manifestaciones clínicas más relevantes de la EICH aguda se recogen en la tabla 4. La fisiopatología de la EICH aguda se debe a las lesiones de los tejidos por el proceso de acondicionamiento, que provoca la activación de las células presentadores de antígenos del hospedador y la activación de las células T del donante, y finalmente, la fase efectora por la liberación de citoquinas proinflamatorias y necrosis tisular (17).

Para la profilaxis de la EICH aguda se utilizan agentes inmunosupresores como la ciclosporina, tracrólimus, micofenololato o metotrexato. Para el tratamiento de la EICH aguda de grado I, que solo afecta a la piel, se puede tratar con corticoides tópicos. Los grados más avanzados de EICH ya necesitan terapia intravenosa, como altas dosis de metilprednisolona intravenosa. Alcanzar el equilibrio entre el tratamiento con los inmunosupresores y mantener el control de infecciones todavía sigue siendo un reto. Las segundas lineas de tratamiento incluyen anticuerpos monoclonales como alemtuzumab o infliximab, además de inhibidores de las JAK1, como ruxolitinib o vedolizumab (1).

Tabla 4. Manifestaciones clínicas de la EICH aguda (1).

Órgano	Manifestaciones clinicas
Piel	Rash eritematoso maculopapular (manos y plantas de los pies). Puede progresar y afectar a todo el cuerpo, produciendo picor y dolor. En casos graves, se forman ampollas y descamación.
Hígado	Colestasis y elevacion de las enzimas colestásicas más que las transaminasas.
Tracto gastrointestinal	Anorexia, náuseas y vomitos. Diarrea acuosa, que en algunos casos puede contener sangre fresca y mucosa, y puede también estar acompañada de íleo paralítico.

La EICH crónica es la causa más relevante de muerte sin enfermedad recurrente o progresiva después del trasplante que se manifiesta como una afectación multisistémica. Se presenta en el 20-40% de los supervivientes a largo plazo (18). La afectación crónica aparece entre 3 meses y 2 años post-trasplante. Las manifestaciones clínicas clásicas son síndromes autoinmunes, como miastenia o miosotis, pero en general, puede afectar a cualquier órgano. En la tabla 5 están descritas las manifestaciones clínicas más relevantes. La fisiopatología se debe a alteraciones en los mecanismos de la inmunidad innata y específica (19). Además del daño que causa, la EICH crónica, parece tener un papel protector en la progresión de su enfermedad maligna (19).

La primera línea de tratamiento son esteroides solos o en combinación con agentes inhibidores de la calcineurina (ciclosporina o tacrólimus). De forma general, con la terapia de primera línea se consigue remisión de la EICH crónica en aproximadamente un 20% de los pacientes adultos. Si los síntomas progresan durante las primeras 4 semanas de tratamiento de primera línea o no hay mejoría de los síntomas en unas 12 semanas, habría que pasar a la terapia de segunda línea (1). Como tratamiento de segunda línea, no se recomienda mas de 3 agentes inmunosupresores. Fármacos como imatinib y retinoides se recomiendan solo en casos con síntomas de esclerosis (1).

Tabla 5. Manifestaciones clínicas de la EICH crónica (1)

Órgano	Manifestaciones clinicas
Piel	Rash eritematoso maculopapular (manos y plantas de los pies), prurito. Alteraciones de pigmentación, lesiones papuloescamosas, ictiosis, queratosis.
Ojos	Queratitis, atrofia de la glándula lagrimal, sindrome de ojo seco, blefaritis, inflamación de la conjuntiva.
Mucosa oral	Eritema, úlceras, destrucción de las gandulas salivares, gingivitis, periodontitis, caída de las piezas dentales,
Hígado	Colestasis
Tracto gastrointestinal	Disfagia, náuseas, vómitos, Diarrea cronica y sindrome de malabsorción
Genitales	Sequedad vaginal, úlceras.

Pulmón	Sintomas de obstrucción progresiva e irreversible, alveolitis linfocítica, fibrosis intersticial.
Articulaciones y músculos	Restricción de los movimientos de las articulaciones, complicaciones reumáticas, esclerosis.

E. Rechazo del trasplante:

El injerto está definido por los primeros 3 días consecutivos con un recuento absoluto de neutrófilos mayor que $0.5 \times 10^9/L$ (además de $>20 \times 10^9/L$ plaquetas y hemoglobina >80 g/L, libre de transfusiones). La incidencia del fallo en el injerto se produce en < 3–5 % en el auto y alotrasplante, pero aumenta hasta el 10% en el caso de los trasplantes haploidénticos. Las causas asociadas al desarrollo del fallo en el injerto son: acondicionamiento insuficiente, anomalías en las células del donante, anomalías en el hospedador, fármacos, infecciones, rechazo inmune o baja carga de CD34 (1). El tiempo de injerto es aproximadamente 15-20 días con progenitores de sangre periférica, 20-25 de médula ósea y 23-35 días procedente del cordón umbilical. El fallo del injerto se define como un recuento de neutrófilos $<0.5 \times 10^9/L$, plaquetas $<20 \times 10^9/L$ y hemoglobina <8 dg/L a los 28, 35 y 42 días (sangre periférica, medula ósea, y sangre de cordón umbilical respectivamente) de la infusión.

El manejo del rechazo del injerto hay que iniciarlo tan pronto como sea posible. Las actividades más recomendables a seguir son: parar todos los fármacos tóxicos, tratar las infecciones, comenzar con la administración de G-CSF (factores estimulantes de colonias de granulocitos), ajuste del tratamiento inmunosupresor y usar fármacos análogos de trombopoyetina (1).

F. Síndrome del injerto:

Se debe a la reconstitución del sistema inmune después del TCMH. Se manifiesta como fiebre alta y bien tolerada de origen no infeccioso originada por el desarrollo de los primeros neutrófilos en sangre periférica que indican que se ha producido el injerto. La patogénesis de este síndrome es por el daño endotelial producido por la liberación masiva de citoquinas proinflamatorias, C-GSF, EPO y productos de degranulación y metabolismo oxidativo de los neutrófilos. La profilaxis de este síndrome consiste en evitar el uso de G-CSF después del trasplante en pacientes de riesgo elevado. El tratamiento consiste en suspender el G-CSF inmediatamente, si la fiebre persiste más de 48 horas del inicio de antibióticos, hay que iniciar tratamiento con corticoides (20).

3.3.Infección fúngica invasiva

La infección fúngica invasiva (IFI) es la infección fúngica más común en pacientes con enfermedades hematológicas y con trasplante de células madre hematopoyéticas de elevada morbi-mortalidad. La tasa de mortalidad media es superior al 50% en estos grupos de pacientes. Por lo tanto, es clave una evaluación crítica del riesgo individual de IFI por paciente, para poder seleccionar el mejor método profiláctico y/o terapéutico y conseguir así aumentar la supervivencia de estos pacientes (21).

El agente etiológico más frecuente en dichas infecciones es Aspergillus fumigatus (Figura 1), un tipo de hongo filamentoso, pero destacamos un aumento considerable de otras especies capaces de causar esta enfermedad invasora pertenecientes al mismo género Aspergillus y a otros distintos como Fusarium, Scedosporium y los hongos mucorales (21). La infección fúngica invasiva causada por Aspergillus se denomina aspergilosis invasiva (AI).

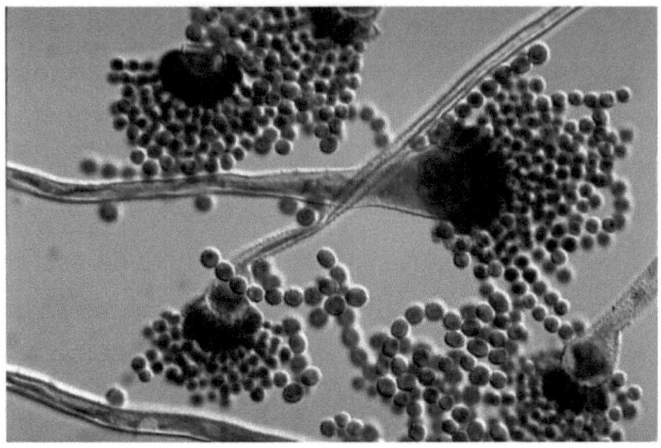

Figura 1. Imagen de *Aspergillus* bajo el microscopio (22)

Los periodos de riesgo más frecuentes incluyen el periodo pre-injerto, el post- injerto (entre los días +40 y +100) y el periodo post-trasplante tardío (a partir del día + 100). Durante el periodo pre-injerto cuando la neutropenia y el daño de las mucosas es más grave. En el periodo post- injerto porque los pacientes tienen mayor riesgo de sufrir la enfermedad de injerto frente al huésped y reactivaciones virales debido a los defectos en la inmunidad de las células T. Durante el periodo post-trasplante tardío debido al EICH crónico, el retraso de la recuperación del sistema inmune y ocasionalmente, por neutropenia secundaria (22).

Antes de la introducción de la profilaxis antifúngica, la prevalencia de infecciones por Candida, un hongo levaduriforme (Figura 2), en TCMH era del 18-20 % (22). Sin embargo, con el uso de fluconazol profiláctico en el 1990 redujo significativamente la incidencia de candidemia sistémica y además, ha disminuido la mortalidad secundaria a infecciones sistémicas por Candida. Pero este éxito de la profilaxis rápidamente se convirtió en generador de resistencias de Candida y convirtió a las especies C. krusei y C.glabrata en las más predominantes (23). En las últimas dos décadas, las infecciones respiratorias fúngicas causadas por Aspergillus spp. se han convertido en las más prevalentes. El modo de infección de las levaduras suele ser por vías de acceso venoso o vía intestinal, a diferencia de las infecciones por otros hongos que se adquieren por inhalación de esporas. En los pacientes sometidos a TMCH, las primeras lineas de defensa como los macrófagos alveolares y los neutrófilos son habitualmente no funcionales. Además, las esporas de los Aspergillus germinan y emiten hifas que invaden los vasos sanguíneos, llegando a provocar oclusión venosa y diseminación a otros órganos, provocando un desenlace fatal como la muerte en un 60% de los pacientes (1).

En el contexto del TCMH, la aspergilosis invasiva puede aparecer en dos fases. La AI precoz está influida por la enfermedad de base y la edad del paciente, el empleo de sangre de cordón umbilical como fuente de progenitores y la enfermedad por citomegalovirus (CMV). En la AI tardía postrasplante, el factor de riesgo mas importante es la enfermedad del injerto contra el huésped (EICH) crónica extensa, durante la cual, junto con la profunda inmunodeficiencia se produce una alteración cualitativa de la función de los neutrófilos (24).

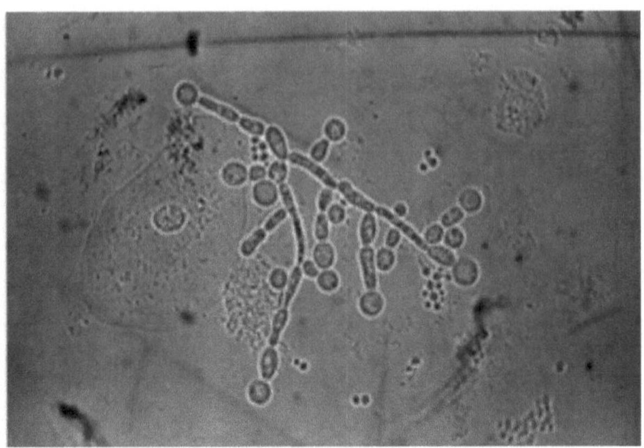

Figura 2. Imagen de *Candida* bajo el microscopio (24)

Existen mas criterios de riesgo de IFI recogidas en la siguiente tabla:

Tabla 6. Criterios de riesgo de enfermedad fúngica invasiva según el consenso propuesto por la European Organization for Research and Treatment of Cancer/Invasive Fungal Infections Cooperative Group y Infectious Diseases Mycoses Study Group (EORTC/MSG) (2020) (25):

Criterios huésped	**Criterios clínicos**	**Criterios microbiologicos**
-Historia reciente de neutropenia (<0.5x10^9 neutrófilos/L >10 días).	-Enfermedad fúngica del tracto respiratorio inferior (excluir una etiología alternativa). Presencia en la imagen radiológica de 1/3: lesiones densas y bien delimitadas con o sin un signo de halo, signo de media luna de aire o nódulo cavitado.	-Pruebas directas: citología, microscopía directa o cultivo directo de hongos o levaduras.
-Receptor de trasplante alogénico.	Traqueobronquitis o ulceración traqueobronquial.	-Pruebas indirectas: galactomanano y PCR en *Aspergillus.*
-Enfermedad hematológica.	-Infección nasosinusal.	
-Uso prolongado de corticosteroides (0,3	-Infección del sistema nervioso central.	

Criterios huésped	Criterios clínicos	Criterios microbiologicos
mg/kg/día de prednisona o equivalente > 3 semanas.		
-Tratamiento con agentes inmunosupresores como ciclosporina, anti TNF-α, determinados anticuerpos monoclonales o análogos de nucleósidos durante los últimos 90 días.	-Candidiasis diseminada.	
-Inmunodeficiencia grave hereditaria (como enfermedad granulomatosa crónica o inmunodeficiencia combinada grave).		
-EICH aguda de grado III o IV (intestinal, pulmonar o hepática) refractaria a tratamiento de primera línea con esteroides.		

3.4. Agentes causantes más comunes

Aspergillus

Hay más de 250 especies de *Aspergillus*, pero las más comunes incluyen *A. fumigatus* (57%), *A. flavus* (12%), *A. terreus* (12%), y *A. niger* (10%) (26). Son los hongos patógenos oportunistas que más afectan a pacientes inmunocomprometidos (27). El género *Aspergillus* típicamente afecta a los pulmones, causando aspergilomas, enfermedades relacionadas con la hipersensibilidad como asma alérgica, neumonitis o aspergilosis broncopulmonar alérgica. Los pacientes inmunodeprimidos son los que están en mayor riesgo de sufrir las formas de aspergilosis diseminada e invasiva (28). También puede afectar a órganos como los ojos y causar endoftalmitis al sistema nervioso central y causar abscesos cerebrales y encefalopatía (29). Las especies de *Aspergillus* se encuentran principalmente en el medio exterior que nos rodea, en suelos, vegetación y semillas, pero también puede encontrar en interiores. La infección se adquiere vía inhalatoria de las conidias hacia los pulmones, provocando la activación de la respuesta inmune innata y adaptativa (26). Los macrófagos presenten en las vías respiratorias contribuyen a la fagocitosis y producción de mediadores secundarios que reconocen las paredes celulares de beta-D-glucano. De esta manera, se reclutan a los neutrófilos y se activa la inmunidad celular, provocando la destrucción del organismo. En otros casos, la infección puede diseminarse por la sangre y anclarse en otros órganos como el sistema nervioso o circulatorio (28).

Candida

Diversas especies de *Candida* están implicadas en causar diversas enfermedades como *C. Albincans, C. krusei, C. glabrata C. tropicalis, C. lusitaniae* y *C. Parapsilosis* tanto en pacientes inmunodeprimidos como inmunocompetentes. *Candida* es un microorganismo ubicuo en el ambiente. La respuesta inmune de *Candida* dependen de la localización del hongo. Cuando se encuentra en la orofaringe, la defensa local es la generación de proteínas incluidas en la saliva que dificulten la adhesión y el crecimiento (30). En el caso de infecciones diseminadas, la inmunidad innata juega un papel determinante para matar a *Candida*. Los neutrófilos y monocitos reconocen la superficie del hongo y opsonizan y matan al hongo por mecanismos oxidativos. Las células endoteliales secretan mediadores proinflamatorios que ayudan a resistir la invasión vascular. La inmunidad humoral también ejerce un papel importante en la activación del complemento para reclutar los fagocitos que ayuden en la destrucción del organismo (28).

Pneumocystis

Durante décadas, *Pneumocystis* se creía un protozoo, pero finalmente se descubrió que eres un hongo unicelular. La especie *Pneumocystis jirovecii* es la encargada de producir patología en humanos. Los pacientes con TCMH y otras enfermedades hematológicas son particularmente susceptibles a sufrir esta infección. Los síntomas de la enfermedad son tos, fiebre, pérdida de peso, incluso fallo respiratorio (28).

Mucormicosis

La gran mayoría de los hongos mucorales que infectan a los humanos son del género *Rhizopus, Mucor y Lichtheimia*. Estas especies se suelen encontrar en materia orgánica en descomposición. La infección se adquiere por la inhalación de esporas por el aire o directamente por la inoculación a través de las mucosas alteradas. Como resultado, ademas de localizarse en el tracto respiratorio, estas especies pueden provocar enfermedades diseminadas, especialmente en pacientes inmunodeprimidos, como los TCMH (28). La supervivencia depende del rápido diagnóstico y el tratamiento. La mortalidad llego a alcanzar un 88% en los años 60, mientras que ahora oscila el 15% (31).

3.5.Diagnóstico de las infecciones fúngicas

Hongos filamentosos:

El diagnóstico de las infecciones invasivas por hongos filamentosos todavía resulta un desafío. Las manifestaciones clínicas en pacientes de TCMH son inespecíficas y difíciles de distinguir de otras infecciones no fúngicas y complicaciones no infecciosas. El diagnóstico se basa en un examen histopatológico de los tejidos infectados, imagen TAC torácico y cultivos microbiológicos (1). A pesar de que las técnicas de histopatología son el gold-standard, muchos médicos se niegan a realizar procedimientos invasivos en este tipo de pacientes por las posibles complicaciones o problemas de coagulación subyacentes; por lo tanto, la mayoría de las infecciones se categorizan como probables o posibles y el tratamiento que se implanta es completamente empírico. Los cultivos microbiológicos tienen las ventajas de que permiten la identificación del agente causal, pero consumen mucho tiempo y requieren experiencia. Ademas, los cultivos sanguíneos suelen dar resultados negativos para hongos, incluso en infecciones diseminadas y los realizados a partir de esputos tienen moderada sensibilidad y valor predictivo (1).

El desarrollo de pruebas serológicos ha sido el mayor avance. El galactomanano es una molécula que forma parte de la pared celular del hongo y qué es liberada durante el crecimiento, lo que implica que se puedan detectar mediante técnicas de enzimoinmunoensayo comerciales (32) (33). Anteriormente, los estudios determinaban la prueba positiva cuando el índice era mayor o igual a 1.5. Actualmente las guías ECIL dan el resultado como positivo a índices mayores o iguales a 0.7 o repetidos de 0.5. De esta manera se permite la detección de infecciones fúngicas antes de que aparezcan las manifestaciones clínico-radiológicas. Sin embargo, aumentar la sensibilidad con la reducción de los puntos de corte hace que haya una pérdida de especificidad. Además, los resultados de falsos positivos y falsos negativos son bastante frecuentes y la reactividad cruzada con otras especies no *Aspergillus*, incluyendo *Fusarium spp., Penicillium spp., Acremonium spp., Alternaria spp.*, e *Histoplasma capsulatum,* suele ocurrir a pesar de que la técnica no sea capaz de detectar mucorales.

La sensibilidad y especificidad de la radiología convencional son muy bajas para diagnosticar o para excluir infecciones fúngicas. La tomografía computerizada pulmonar está rápidamente ganando popularidad como técnica para el diagnóstico. La aparición en los resultados de nódulos pulmonares con o sin signos de halo son sugestivos de enfermedad fúngica invasiva. El signo de halo aparece tempranamente en el curso de la infección y después, esas lesiones, se convierten en más inespecíficas (34).

Levaduras:

Los cultivos microbiológicos son el gold-standar para el diagnóstico de las infecciones por *Candida* invasoras y la candidemia, pero tienen baja sensibilidad, especialmente para candidiasis crónicas diseminadas. Además, los cultivos tardan unos cinco días en crecer. Se están desarrollando paneles automatizados para diagnosticar la candidemia en sangre e identificar la especie de *Candida* en menos de cinco horas (35).

El β-d-glucano es un componente de la pared de muchos hongos como la *Candida spp., Fusarium spp.*, y *Pneumocystis*. Los test utilizados para el diagnóstico dan resultados con buena sensibilidad, pero baja en especificidad y valores predictivos positivos debido a la alta tasa de falsos positivos (32) (33).

Pneumocystis jirovecii:

Los ensayos de inmunofluorencencia son el método microscópico más sensible. La PCR a tiempo real en el líquido broncoalveolar puede usarse para el diagnóstico de Pneumocystis. Sin embargo, un resultado positivo no significa que el paciente tenga la infección, ya que cargas fúngicas bajas de pacientes colonizados dan resultados positivos (36).

3.6.Objetivos

Este trabajo fin de Máster tiene como objetivo principal la revisión de las infecciones fúngicas invasivas en un tipo especial de población, como son los pacientes de TCMH. Así como, conocer los métodos de profilaxis y tratamiento, describiendo los fármacos antifúngicos más utilizados.

Como objetivos secundarios, se plantea dar a conocer al paciente trasplantado hematológico y las características qué le predisponen a sufrir estas infecciones.

4. Material y Métodos

Diseño: Se ha realizado una revisión de documentos de sociedades científicas, revisiones sistemáticas y estudios científicos dedicadas a trasplantes hematopoyéticos y la descripción de las infecciones fúngicas como una de las complicaciones más habituales de estos pacientes.

Estrategia de búsqueda: Se llevó a cabo una búsqueda en las bases de datos de Pubmed, Cochrane Library y Science Direct de documentos y guías de práctica clínica publicadas por diferentes sociedades de

España e internacionales. La búsqueda se hizo en inglés. Se utilizaron las siguientes palabras clave y conectores lógicos para la búsqueda:

"HSCT AND fungal infections; Invasive fungal infections; Aspergillosis AND treatment; Candidiasis AND treatment."

Se limitaron los años de búsqueda a 10, aunque se revisaron también las referencias bibliográficas originales que aparecían en los artículos con el fin de seleccionar otros estudios potencialmente incluibles en esta revisión.

Criterios de inclusión y exclusión: Se aplicó como criterios de inclusión que los estudios fueran en inglés, incorporaran recomendaciones sobre el manejo de las infecciones fúngicas en los pacientes sometidos a trasplante de células madre hematopoyéticas, uso adecuado de antifúngicos, guías de práctica clínica habitual.

Los principales criterios de exclusión fueron: que los artículos no incluyeran información sobre el uso de antifúngicos en pacientes trasplantados hematopoyéticos y/o no hicieran referencia a las pautas de profilaxis y tratamiento. Artículos publicados con anterioridad al 2012.

Extracción de datos: Tras la búsqueda inicial se localizaron 1.113 estudios, aunque se excluyeron en el cribado 897 tras aplicar filtros de "revisión, revisión sistemática y 10 años". Con las siguientes revisiones, se descartaron 149 estudios que no fueron relevantes para el objetivo de esta revisión. Finalmente se seleccionaron 105 artículos, de los cuales, 15 revisiones sistemáticas, 8 guías de práctica clínica y 82 artículos originales, en los cuales aparecían recomendaciones de diversas sociedades profesionales.

Para proceder a la selección definitiva, se revisaron los abstracts y en caso necesario, las conclusiones de los artículos para poder concluir que la información que contenían estaba o no relacionada con el objetivo de nuestro estudio y cumplía con los criterios de inclusión.

En el siguiente diagrama de flujo, se representa el cribado tras la revisión realizada.

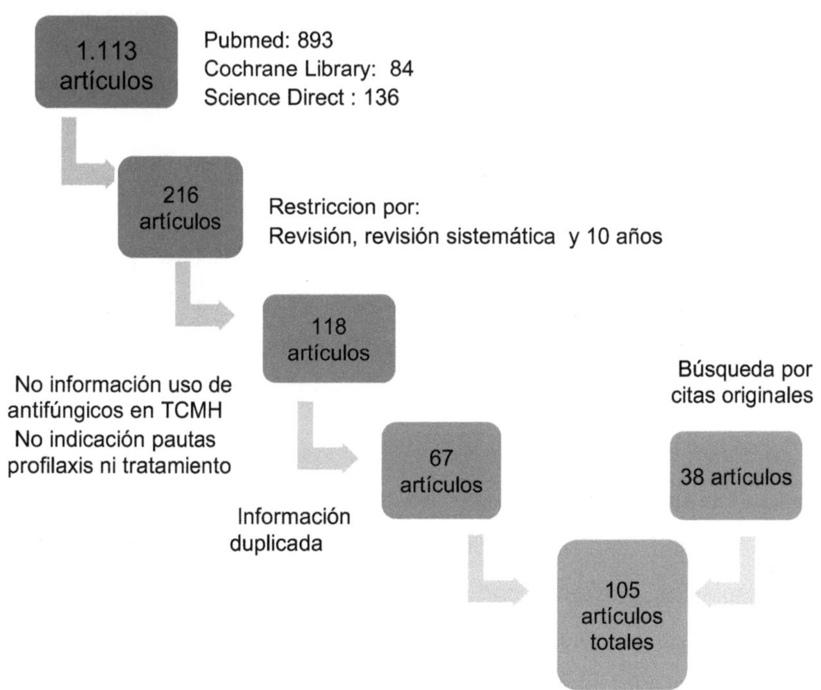

5. Resultados y discusión

Como hemos mencionado anteriormente, las infecciones que sufre el paciente neutropénico son las complicaciones de mayor importancia y gravedad. En este apartado nos centraremos en el abordaje de las infecciones fúngicas, desde la profilaxis indicada para prevenir las infecciones en estos pacientes hasta el tratamiento una vez que aparecen signos de enfermedad.

5.1.Profilaxis

Las medidas profilácticas se dirigen fundamentalmente para evitar la adquisición de los agentes causantes de AI por el aire que rodea al paciente y evitar así la colonización del árbol bronquial. El uso de filtros HEPA en habitaciones de aislamiento son muy útiles para evitar la adquisición hospitalaria de estos patógenos (37) (38).

Actualmente, los antifúngicos azólicos son los fármacos más empleados en el uso de profilaxis en población de alto riesgo a sufrir AI, como son los pacientes con leucemia mieloide aguda, síndrome mielodisplásico, pacientes con neutropenia grave y persistente, aquellos con trasplante alogénico (TCMH) durante la fase de neutropenia y aquellos con inmunosupresión (39)(40). La duración óptima de la profilaxis antifúngica frente a los hongos filamentosos no está del todo clara. Así, en los pacientes que se mantienen neutropénicos es lógico mantenerla hasta que se consiga una recuperación completa de la neutropenia y en el caso de pacientes con EICH hasta que se controle la actividad del brote (41) (42).

Las recomendaciones de la profilaxis antifúngica son fases específicas:

Durante la fase de neutropenia pre-injerto, fluconazol a dosis de 400 mg al día es lo que más se recomienda en lugares con baja incidencia de hongo filamentosos. En lugares con mayor incidencia de infecciones por hongos filamentosos habría que adoptar otras alternativas como voriconazol. Otra alternativa también sería la micafungina. En lugares con mayor incidencia de infecciones por hongos filamentosos, la adición de amfotericina B liposomal aerosolizada al tratamiento está recomendada. A pesar de que no hay datos de ensayos específicos sobre el uso de posaconazol en profilaxis, este fármaco se posiciona como una alternativa a la profilaxis habitual en pacientes neutropénicos con leucemia mieloide aguda y síndrome mielodisplásico (40). Según el meta-análisis realizado por Wang et.al, con la revisión de 69 ensayos clínicos randomizados donde se comparaban 12 tratamientos antifúngicos diferentes, concluían que el voriconazol es el antifúngico más indicado para la profilaxis de pacientes de TCMH, mientras que el posaconazol es la mejor opción de profilaxis en pacientes con leucemia mieloide y síndrome mielodisplásico (43).

Durante la fase post-injerto, con el riesgo elevado de infección que aparece durante las complicaciones de injerto frente a huésped, las guías recomiendan el uso de posaconazol para la profilaxis de estos pacientes (40).

La profilaxis de *Pneumocystis jirovecii* con trimetoprim y sulfametoxazol oral 2 o 3 veces a la semana es la pauta de elección. Se debe dar durante todo el periodo de riesgo, es decir, desde el injerto hasta mas de 6 meses. Otros fármacos como pentamidina inhalada, atovacuona o dapsona son alternativas de segunda línea cuando el trimetoprim y sulfametoxazol están contraindicados o mal tolerados (33).

Según las guías IDSA y ASCO, la profilaxis antifúngica se recomienda con un triazol oral o con equinocandinas intravenosas en pacientes con neutropenia profunda y prolongada, como son aquellos afectados de leucemia, síndromes mieloproliferativos y TCMH (44). Además, también se recomienda la profilaxis en pacientes con mucositis de grado III y IV, en la cual el riesgo de candidiasis es bastante alto. En pacientes que tiene bajo riesgo de neutropenia profunda y prolongada, la profilaxis antifúngica no está recomendada.

Los médicos responsables deben de ser capaces de diferenciar entre el riesgo de candidiasis invasivas y otras infecciones fúngicas invasivas. El fluconazol tiene actividad contra las levaduras, pero no contra hongos filamentosos. Sin embargo, las equinocandinas y los antifúngicos azólicos como posaconazol, voriconazol e isavuconazol son los agentes mas activos contra los hongos filamentosos (45).

Cuando el riesgo de aspergilosis invasiva es mayor del 6%, la inclusión de un triazol activo contra hongos filamentosos se recomienda en aquellos pacientes con TCMH, leucemia y síndromes mieloproliferativos. El riesgo de infecciones fúngicas invasivas es mayor en los pacientes con un trasplante alogénico de células madre en estado avanzado y en pacientes que sufren de enfermedad de injerto frente a huésped, por lo que la adición de un tratamiento antifúngico activo se debe considerar (37) (46) (47) (48).

5.2.Tratamiento de las infecciones fúngicas

Durante mucho tiempo, la neutropenia profunda y prolongada, acompañada de fiebre durante 5-7 días, y con cobertura antibiótica de amplio espectro ha sido el desencadenante para iniciar antifúngicos de amplio espectro, lo que se define como terapia antifúngica empírica (49).

Esta práctica nunca se ha soportado con una base científica y tiene importantes inconvenientes, incluyendo la toxicidad de los medicamentos y un aumento de los costes de tratamiento. A pesar de eso, la terapia empírica se mantiene como el estándar de tratamiento en la mayoría de los centros. Considerando eso, las guías ECIL recomiendan el uso de caspofungina (70 mg como dosis de carga y a continuación 50 mg diarios) o amfotericina B liposomal a razón de 3 mg/ kg (40).

La terapia guiada por el diagnóstico, o también llamada **terapia anticipada**, se está llevando a cabo en muchos centros debido a las mejoras en las técnicas de diagnóstico. El objetivo de esta terapia es iniciarla en pacientes de alto riesgo solo cuando hay marcadores precoces de infección fúngicas, como las pruebas de galactomanano, o PCR positivos, o pruebas de imagen sugestivas de lesión (1).

La **terapia dirigida** se utiliza en pacientes que presentan infección fúngica probada o probable:

Voriconazol e isavuconazol se recomiendan como primera línea de tratamiento para la aspergilosis invasiva, incluyendo la aspergilosis cerebral (50). En un ensayo clínico randomizado, voriconazol e isavuconazol demostraron la misma eficacia, pero el isavuconazol tiene un perfil de seguridad mejor que el voriconazol y menos interacciones entre fármacos (51). La combinación de dos agentes antifúngicos con diferentes mecanismos de acción, como la administración de un triazol junto con una equinocandina no se recomienda porque no han demostrado superioridad sobre la monoterapia de un triazol (52). La amfotericina B liposomal a 3 mg/kg es la alternativa más recomendada una vez que los azoles no pueden usarse por problemas de intolerancia, interacciones con otros fármacos, exposición previa a antifúngicos azólicos como profilaxis y por problemas de resistencia a azoles (53). La duración habitual es entre 6 y 12 semanas, seguido de una profilaxis secundaria en pacientes que mantienen la terapia inmunosupresora. Durante la primera semana de tratamiento, las lesiones pulmonares pueden aparecer aumentadas en las pruebas de imagen; esto parece estar asociado con el proceso normal de la enfermedad y no se correlaciona con peores resultados (1).

El tratamiento de la mucormicosis incluye el control de las condiciones subyacentes del paciente, desbridamiento quirúrgico y terapia antifúngica. Por el momento, las formulaciones de amfotericina B liposomal a dosis de 5-10 mg/kg son la primera línea de tratamiento (50) (54). Una vez la infección está controlada, posaconazol e isavuconazol pueden ser usados vía oral para la terapia de mantenimiento.

Las hialohifomicosis son un grupo heterogéneo de hongos que incluyen a las especies *Fusarium*, *Scedosporium*, *Acremonium*, and *Scopulariopsis*. Las manifestaciones clínicas van desde la colonización a infecciones localizadas hasta infecciones invasoras y diseminadas. La primera línea de tratamiento para estas infecciones incluye voriconazol y desbridamiento quirúrgico. El posaconazol puede ser utilizado como tratamiento de rescate. El voriconazol también es el tratamiento recomendado frente a las infecciones de *Scedosporium* (55).

Las equinocandinas se consideran la primera línea para el tratamiento de la candidiasis sistémica y candidemia, seguido de una terapia dirigida una vez se conoce la especie de *Candida* y la susceptibilidad antifúngica (56). La retirada del catéter es la acción mas recomendada en el caso de infecciones sistémicas. La duración del tratamiento debe de ser de 14 días más a partir de la negativización del primer hemocultivo. Cabe destacar que la resistencia a equinocandinas está aumentando, sobre todo en el caso de *C. glabrata* y en los recientes descubrimientos de otras especies (57).

Altas dosis de trimetoprim y sulfametoxazol es el tratamiento de elección para aquellos pacientes con infección por *Pneumocystis jirovecii.* La alternativa es primaquina y clindamicina. La duración del tratamiento es de unas 3 semanas, seguido de profilaxis secundaria (58).

En la tabla 7 se recoge un resumen de los antifúngicos utilizados como agentes de primera línea en el tratamiento de la aspergilosis invasiva y mucormicosis en pacientes sometidos a trasplante hematopoyético, según las guías ECIL y en la tabla 8, las aclaraciones sobre el grado de recomendación y evidencia de las recomendaciones europeas.

Aunque las ratios de eficacia de los antifúngicos son altos para la mayoría de las IFI, son los aspectos de seguridad los que limitan el uso en la práctica clínica de los antifúngicos tradicionales. El polieno amfotericina B, un gold estándar efectivo en el tratamiento de la mayoría de IFI, se ha asociado con un aumento de los efectos adversos y requiere una extensa monitorización de los pacientes. Las equinocandinas proporcionan opciones adicionales en el tratamiento de *Candida* o *Aspergillus* solo están disponibles intravenosas.

Los azoles, piedra angular del tratamiento antifúngico, están limitados por diferentes espectros, por la seguridad o por aspectos de la formulación farmacéutica. Fluconazol no tiene actividad contra *Aspergillus*, voriconazol no es efectivo frente a los agentes mucorales y tiene un perfil de efectos adversos de lo más relevante como se comenta en el apartado dedicado a este fármaco. Posaconazol aunque tiene un mejor espectro antifúngico, no presenta una mayor evidencia clínica en lo que respecta a su efectividad por lo que no tiene indicaciones oficiales para el tratamiento de infecciones causadas por *Aspergillus* o mucorales.

Tabla 7. Recomendaciones de las guías ECIL sobre los agentes antifúngicos de primera línea para la aspergilosis invasiva y mucormicosis en pacientes de TCMH (40).

	Grado de recomendación	**Posología**
Aspergilosis invasiva		
Voriconazol	AI	6 mg/kg cada 12 horas el primer día, seguido de 4 mg/kg cada 12 horas.
Isavuconazol	AI	200 mg cada 8 horas durante 2 días, y continuar con 200 mg diario.
Amfotericina B liposomal	BI	3 mg/ kg / día
Amfotericina B complejo lipidico	BII	5 mg/ kg / día
Amfotericina B dispersion coloidal	CI	
Caspofungina	CII	

Itraconazol	CIII	
Combinación anidulafungina + voriconazol	AI	
Mucormicosis invasiva		
Amfotericina B deoxicolato	CII	
Amfotericina B liposomal	BII	5 mg/kg / día
Amfotericina B complejo lipidico	BII	
Amfotericina B dispersion coloidal	CII	
Posaconazol	CIII	

Tabla 8. Aclaración del grado de recomendación y calidad de la evidencia de la guía ECIL (40).

Grado de recomendación y calidad de la evidencia ECIL	
Grado de recomendación	
A	Buena evidencia para recomendar su uso
B	Evidencia moderada para respaldar la recomendación

C	Baja evidencia para respaldar la recomendación
Calidad de la evidencia	
I	Evidencia de ≥ 1 ensayo controlado, aleatorio adecuado
II	Evidencia de ≥ 1 ensayo clínico bien diseñado, sin aleatorización; de estudios analíticos de cohortes o casos controlados; de múltiples series de tiempo; o de resultados dramáticos de experimentos no controlados
III	Evidencia de opiniones de autoridades respetadas, basadas en la experiencia clínica, estudios descriptivos o informes de comités de expertos.

Es por ello que la Sociedad Española de Enfermedades Infecciosas y Microbiología (SEIMC) posiciona a voriconazol e isavuconazol como agentes de primera línea para el tratamiento de la AI en pacientes hematológicos. La amfotericina B se considera una alternativa de tratamiento para aquellos pacientes que no toleran derivados azólicos o alérgicos, que han sufrido efectos adversos hepáticos, bajo efecto terapéutico o que están bajo tratamiento con fármacos que interaccionan con los mismos. El empleo de equinocandinas (caspofungina, micafungina o anidulafungina) únicamente se recomienda como tratamiento combinado de rescate o en aquellos casos que no permitan utilizar azoles o amfotericina B (39).

Así, el tratamiento de segunda línea varía según el tratamiento inicial de primera línea que se le ha administrado al paciente. De esta forma, se utiliza monoterapia con un antifúngico de una clase diferente (por ejemplo, empleo de amfotericina B liposomal tras tratamiento con un azol o viceversa) o si se decide por el uso tratamiento combinado, se añade una equinocandina al tratamiento de primera línea con azoles o amfotericina B liposomal (39).

5.3.Descripción de fármacos más empleados

En este apartado se describen los fármacos antifúngicos más empleados para la profilaxis y tratamiento de las infecciones fúngicas que ocurren en los pacientes de TCMH.

En la siguiente imagen (Figura 3), se resume visualmente los fármacos antifúngicos y la diana de acción de los mismos que se desarrollaran a continuación (59).

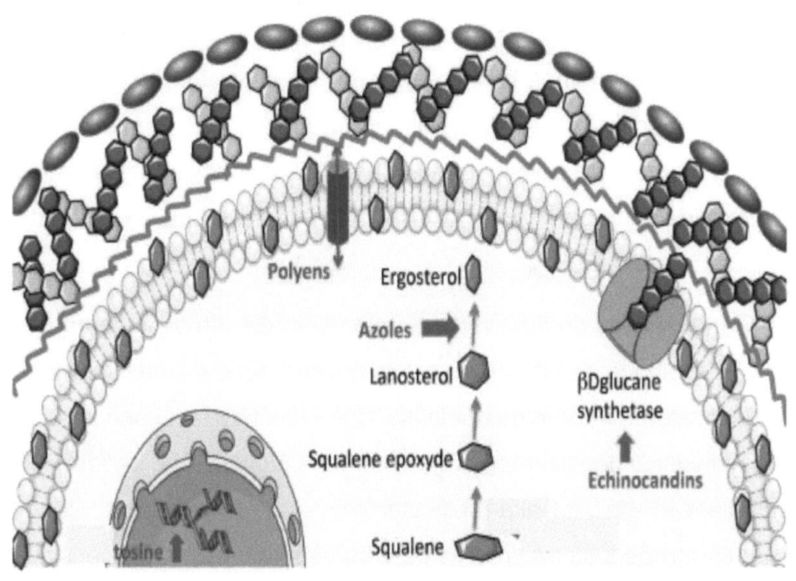

Figura 3. Dianas farmacológicas de los antifúngicos (59)

5.3.1.Antifúngicos azólicos

Los antifúngicos azólicos se pueden clasificar en imidazoles (ketoconazol) y triazoles (fluconazol, itraconazol, voriconazol, posaconazol, y isavuconazol) en función de su estructura química. Los triazoles son los antifúngicos más utilizados tanto en profilaxis como en tratamiento, como se ha comentado en apartados anteriores, ya que tienen actividad frente a la mayoría de hongos patógenos sin los graves efectos nefrotóxicos observados con amfotericina B. Los nuevos azoles se han convertido en el estándar de tratamiento de numerosas infecciones fúngicas.

Los antifúngicos triazólicos fluorados (fluconazol, voriconazol, isavuconazol y posaconazol) son fármacos con estructura química de triazol, con tres átomos de nitrógeno en su estructura. Para conseguir mejor actividad in vitro, se probó a incluir átomos de flúor en la estructura. De esta manera, se consiguió mayor actividad inhibitoria y aumentar el espectro de actividad frente a especies fúngicas que eran inertes al compuesto inicia (60).

El mecanismo de acción consiste en la inhibición de la desmetilación del 14-alfa- lanosterol mediada por la enzima dependiente del citocromo P450 lanosterol 14-alfa- desmetilasa, que constituye un paso esencial en la biosíntesis de la membrana celular fúngica: el ergosterol. La acumulación de 14-alfa-metilesteroles se correlaciona con una acumulación de los precursores de esteroles metilados y la consiguiente pérdida de ergosterol en la membrana celular fúngica, provocando la debilidad de la estructura y función de la membrana celular del hongo (61).

Los mecanismos de resistencia a los azoles que se han descrito son: a) la activación de vías metabólicas alternativas, b) modificaciones del gen

ERG11, que codifica la 14-lanosterol desmetilasa, produciendo enzimas con menor afinidad, c) la sobreexpresión del gen anterior, y d) la inducción de sistemas de expulsión activa. La mayoría de estos mecanismos están descritos para las levaduras, pero también aparecen algunos en el caso de los hongos filamentosos (60).

Todos los antifúngicos azólicos, en mayor o menor medida interaccionan con los citocromos y otras enzimas. Aunque se desarrollará en concreto en el apartado de cada azol, a continuación se resumen en la tabla 9 las interacciones de estos antifúngicos con las enzimas responsables del metabolismo (59).

Tabla 9. Interacciones de los antifúngicos azólicos con las enzimas implicadas en el metabolismo de fase 1 y 2 y proteínas transportadoras (59).

	Voriconazol	Isavuconazol	Posaconazol	Fluconazol
Enzimas de fase 1				
CYP 3A4/5	I S	I S	I	I S
CYP 2B6	I	I	-	-
CYP 2C9	I S	-	-	I S
CYP2C19	I S	-	-	I S
Enzimas de fase 2				

UGT	-	I	S	I
Proteinas transportadoras				
Glicoprotein a P	-	I	I S	S
BCRP	-	I	I	-
OCT2	-	I	-	-

Abreviaturas: CYP, citocromos; UGT, uridina difosfato glucuronosiltransferasa; BCRP, breast cancer resistance protein (proteina de resistencia al cáncer de mama); OCT2, transportador de cationes orgánicos tipo 2; I, inhibidor metabólico; S, sustrato enzimático.

Voriconazol

Antifúngico derivado triazólico (Figura 4) con indicaciones aprobadas por la Agencia Española del Medicamento y Productos Sanitarios (AEMPS) para el tratamiento de AI, candidemia en pacientes no neutropénicos, infecciones invasivas graves por *Candida* (incluyendo *C. krusei)* resistentes a fluconazol, infecciones fúngicas graves por *Scedosporium spp.* y *Fusarium spp,* y además como profilaxis de IFI en los receptores de TCMH de alto riesgo (61) (62). Desde que fue introducido en terapéutica en el año 2002 ha sido posicionado como

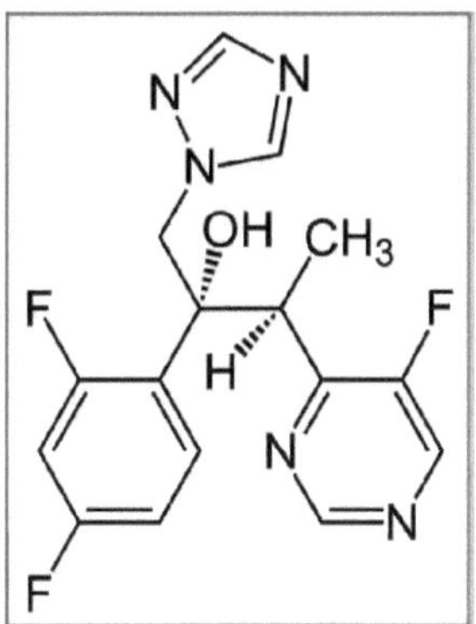

Figura 4. Estructura química del voriconazol (64)

tratamiento elección frente a la aspergilosis invasiva (63).

Se recomienda administrar una dosis de carga el primer día para alcanzar el estado estacionario. Por vía intravenosa, la dosis de carga es de 6 mg/ kg/ 12 horas y la dosis de mantenimiento de 4 mg/ kg/ 12 horas. Dada la buena biodisponibilidad oral (96%), se recomienda la administración por esta vía siempre y cuando sea posible. La dosis de carga empleada vía oral es de 400 mg cada 12 horas en adultos con peso mayor de 40 kg y niños mayores de 15 años. La dosis de mantenimiento es de 200 mg cada 12 horas. Para niños menores de 15 años o adultos con peso inferior a 40 kg de peso, la dosis de carga es de 200 mg cada 12 horas y la de mantenimiento es de 100 mg/ 12 horas (61).

El metabolismo del voriconazol es hepático y principalmente mediante la isoenzima CYP2C19 del citocromo P450, y en minoría por el CYP3A4 y CYP2C9. Los polimorfismos genéticos del CYP2C19 resultan en fenotipos de rápidos y lentos metabolizadores, provocando aproximadamente entre un 30-50 % de variación de las concentraciones plasmáticas. Es por esta razón que muchos autores se posicionan en la necesidad de genotipar el CYP2C19 como parte de la monitorización de las concentraciones de voriconazol para conseguir evitar reacciones adversas (64) (65).

Dado su mecanismo de acción y metabolismo, existen multitud de interacciones por ser un inhibidor potente de las isoenzimas del citocromo (citocromo P450, CYP2C19, CYP2C9 y CYP3A4) que provoca el incremento de las concentraciones plasmáticas de los fármacos que se metabolizan a través de ellas. En la siguiente tabla se resumen las interacciones más relevantes recogidas en ficha técnica:

Tabla 10. Interacciones farmacológicas más relevantes.

Fármaco	Mecanismo	Resultado	Recomendación
Rifampicina	Inducción enzimática	↓[Voriconazol]	Contraindicado
Carbamacepina	Inducción enzimática	↓[Voriconazol]	Contraindicado
Barbitúricos	Inducción enzimática	↓[Voriconazol]	Contraindicado
Astemizol, cisaprida, pimozida, quinidina y terfenadina	Sustratos del CYP3A4	Pueden producir prolongación del intervalo QTc y torsades de pointes.	Contraindicado

Efavirenz	Inductor del CYP450; inhibidor y sustrato del CYP3A4		Contraindicado
Alcaloides del cornezuelo (ergotamina y dihidroergotam ina)	sustratos del CYP3A4	Se incrementan las concentraciones plasmáticas de los alcaloides y puede producir ergotismo.	Contraindicado
Ritonavir	Inductor potente del CYP450; inhibidor y sustrato del CYP3A4	↓[Voriconazol]	Contraindicado
Hierba de San Juan	Inductor del CYP450; inductor de gp-P	↓[Voriconazol]	Contraindicado

Ciclosporina	Sustrato del CYP3A4	↑ [Ciclosporina]	Reducir a la mitad la dosis de ciclosporina y monitorizar los niveles.
Tacrolimus	Sustrato del CYP3A4.	↑ [Tacrolimus]	Reducir la dosis de tacrolimus a la tercera parte y monitorizar.

Una de las interacciones más relevantes en los pacientes hematológicos es con los inmunosupresores. Un estudio farmacocinético en once pacientes de TCMH con niveles plasmáticos estables de tacrólimus iniciaron voriconazol mostrándose un incremento del 116% en la ratio concentración/dosis de tacrólimus tras 7-10 días de tratamiento (66).

Las reacciones adversas más frecuentes son hepatotoxicidad (definida como un aumento de transaminasas dos veces mayor que el límite de la normalidad) que ocurre en un 20 % de los pacientes tratados con voriconazol, pero que no requiere dejar el tratamiento (67). Los factores de riesgo más determinantes para que ocurra una posible hepatotoxicidad son una patología crónica hepática y concentraciones sanguíneas de fármaco elevadas (63). Desde la ficha técnica recomiendan monitorizar los niveles de transaminasas al inicio y durante el tratamiento con voriconazol. Las alteraciones visuales aparecen entre un 19 y un 30% de pacientes (68). Estas alteraciones aparecen como problemas para diferenciar colores, visión borrosa, puntos brillantes y fotofobia, que son reversibles y desaparecen cuando cesa el tratamiento (68). También es común la aparición de fiebre (5,7%), nauseas (5.4%) y prurito (5.3%). La fotosensibilidad puede aparecer en 1-2 % de los pacientes tratados en largas terapias y puede ser un factor predisponente para patologías cutáneas malignas. Esto se debe a la acción inhibitoria de voriconazol en las enzimas de citocromo CYP3A4 y CYP2C9, que se encargan del metabolismo del retinol, derivando así en la acumulación del metabolito tóxico tretinoina (69). Las reacciones de fotosensibilidad incluyen eritema, quelitis, léntigos, descamación, hiperpigmentación y pseudoporfiria cutánea (caracterizada por la presencia de ampollas, fragilidad y zonas cicatrizales). La fotosensibilidad puede mantenerse durante meses incluso después de haber terminado la terapia (69).

Otras reacciones adversas menos comunes, pero no menos importantes son: patologías cutáneas malignas, arritmias cardiacas, periostitis, efectos neurológicos, alopecia y cambios en las uñas (63). El uso de voriconazol en terapias prolongadas en el tiempo puede aumentar el riesgo de producir cáncer de piel y los mecanismos propuestos para explicarlo son la potenciación de la acción de los rayos UV, el daño al ADN y la reducción de los mecanismos de reparación del ADN (70). Sin embargo, dado el pequeño número de casos reportados, no se puede extraer una conclusión firme (63). Las arritmias cardiacas son otras de las reacciones adversas menos comunes que ocurren por la inhibición de los canales rápidos de potasio en el tejido cardiaco, provocando un incremento del intervalo Q-T. La monitorización farmacocinética de los niveles de voriconazol parece no poder prevenir de los accidentes cardiacos puesto que parece ser debido al afecto sinérgico con otros fármacos arritmogénicos (71). Una de las complicaciones más dolorosas del tratamiento con voriconazol es la periostitis, debido a que el fármaco contiene 15 veces la cantidad de fluoruro diaria habitual. Estudios analizaron los niveles de fluoruro en plasma y descubrieron que sus cifras estaban por encima de los niveles habituales. Además, la mitad de ellos desarrollaron periostitis (72). Los efectos neurológicos parecen ser dependientes de la concentración del fármaco en sangre (73). Se describen alucinaciones auditivas y visuales. Además, también se han descrito casos de neuropatías periféricas y los síntomas suelen ser parestesias en manos y pies o incluso debilidad en los miembros inferiores (74).

La monitorización farmacocinética de voriconazol se recomienda para reducir la aparición de efectos adversos por la presencia en sangre de concentraciones supraterapéuticas y para mejorar la efectividad en aquellos pacientes con niveles infraterapéuticos (75). Se utiliza la determinación de concentración valle para ajustar las dosis del antifúngico (entre 1 y 5 µg/mL). Para que los niveles obtenidos sean significativos, las concentraciones deben de haberse obtenido en el estado estacionario, el cual se alcanza a las 48 horas de tratamiento siempre y cuando se haya administrado una dosis de carga y los 6 días sin dosis de carga (76).

A pesar de las interacciones y los efectos adversos, la eficacia de voriconazol se ha probado en numerosos estudios comparativos con otros antifúngicos. Algunos ejemplos son los que se comentan a continuación. En el estudio de Herbrecht (77) se comparó la eficacia de voriconazol frente a amfotericina B en el tratamiento de AI en pacientes neutropénicos y TCMH. Se demostró que era superior en eficacia (55% vs. 38%) y mejoraba la supervivencia a las 12 semanas del trasplante (71% vs. 58%) con menores afectos adversos. En otros estudios, se comparó la actividad de amfotericina B lipídica frente a voriconazol y concluyendo en menor actividad in vitro contra las especies de A*spergillus nidulans*, *lentulus* y *terreus* (62) (63).

Isavuconazol

El sulfato de isavuconazonio, profármaco del isavuconazol (Figura 5 (78)), está disponible como formulación oral e intravenosa, con la gran ventaja de que al ser muy soluble en agua para su formulación intravenosa no se requiere el uso de ciclodextrinas (requeridas en las formulaciones intravenosas de otros antifungicos azoles como voriconazol, itraconazol y posaconazol) eliminando la nefrotoxicidad asociada a este vehículo. Tanto vía oral como intravenosa, 372 mg de sulfato de isavuconazonio se metabolizan rápidamente (profármaco y metabolito inactivo indectables tras 30 minutos de la infusión intravenosa) por las esterasas del organismo en 200 mg del fármaco activo, isavuconazol; así como 186 mg del profármaco dan lugar a 100 mg de isavuconazol (79). A diferencia de otros azoles, la farmacocinética de isavuconazol no se afecta por el uso de inhibidores de la bomba de protones ni otros fármacos que alteren el pH gástrico como los antagonistas de los receptores H2.

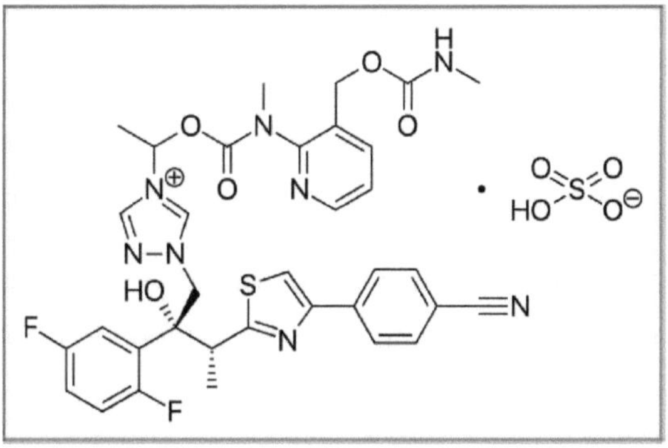

Figura 5. Estructura química de isavuconazol (81)

Es un fármaco con elevada biodisponibilidad oral (98%), que no se ve afectada por la ingesta de alimentos, con una farmacocínetica lineal, dosis-dependiente, con baja variabilidad interindividual. Encontrándose en individuos sanos y en un grupo de pacientes de leucemia mieloide aguda y neutropenia concentraciones máximas (Cmáx) en el estado estacionario de 2.5 ±1.0 µg/mL (80). Sin embargo, la monitorización farmacocinética no está recomendada de manera rutinaria ya que no existe una relación clara dosis-respuesta y la variabilidad interindividual de los niveles plasmáticos es baja (81).

El perfil de toxicidad es similar al de otros triazoles con alteraciones gastrointestinales pero aparentemente, aunque con evidencia limitada, menos incidencia de fotosensibilidad, alteraciones de la piel, así como alteraciones hepatobiliares y visuales comparado con voriconazol. Estudios Fase I y II no demuestran efectos secundarios graves, siendo los más frecuentes: dolor abdominal, conjuntivitis moderada, diarrea, síndrome pseudogripal, y mareos y nauseas moderados (82). Aunque sí que se han notificado reacciones adversas cutáneas graves, como el síndrome Stevens-Johnson. A diferencia del resto de azoles, disminuye el QT.

Está indicado para el tratamiento de aspergilosis invasiva y de mucormicosis en pacientes para los que la amfotericina B no es apropiada.

La aprobación para el uso de aspergilosis invasiva se basa en los resultados de un estudio randomizado de no inferioridad, doble ciego, que compara isavuconazol y voriconazol para el tratamiento de aspergilosis invasiva y otras infecciones invasivas fúngicas (51). En el que un total de 516 pacientes adultos con probada, posible o probable infección fúngica invasiva definida por los criterios EORTC/MSG eran randomizados 1:1

para recibir isavuconazol o voriconazol. Los resultados del ensayo clínico SECURE determinan la no inferioridad de isavuconazol frente a voriconazol siendo la variable principal mortalidad por cualquier causa a los 42 días (18.6% frente a 20.2%). Además, este ensayo muestra un mejor perfil de seguridad para isavuconazol frente a voriconazol [efectos adversos registrados en isavuconazol y voriconazol, 42% frente a 60% respectivamente, (p <0,001)] y una menor incidencia de interacciones medicamentosas en isavuconazol.

La eficacia de isavuconazol en el tratamiento de mucormicosis ha sido únicamente probada a través de un ensayo clínico abierto no controlado con 37 pacientes (83). Los pacientes recibieron isavuconazol a una dosificación similar a la del estudio SECURE hasta la resolución del cuadro, fallo terapéutico, o hasta cumplir 180 días de tratamiento; los pacientes se compararon con un grupo control que habían recibido amfotericina B. La variable principal fue la respuesta al tratamiento (completa o parcial). La mortalidad en el día 42 desde el inicio del tratamiento fue similar a la referida en el registro para pacientes tratados con amfotericina B: 33% (isavuconazol) vs. 39% (amfotericina B) (83).

Su espectro antifúngico similar al de voriconazol, incluyendo las principales especies de *Aspergillus ssp*, mucorales y las especies de *Candida krusei* resistentes a fluconazol (84).

Los datos de seguridad de isavuconazol, como se ha comentado, son limitados por su corta experiencia en cuanto a su uso clínico; en el estudio SECURE no se observaron diferencias significativas entre los pacientes que tuvieron reacciones adversas con voriconazol (98%) o isavuconazol (96%). Sin embargo, los pacientes tratados con isavuconazol tuvieron una proporción significativamente menor de toxicidad hepatobiliar ocular, y cutánea (51). La proporción de pacientes con efectos adversos atribuibles al fármaco fue menor también en el grupo que recibió isavuconazol frente al que recibió voriconazol, de la misma manera que la proporción de pacientes que tuvieron que abandonar el tratamiento por toxicidad atribuible al fármaco fue menor en el grupo de isavuconazol comparado con el de voriconazol (14% vs 23%) (51).

Se esperan interacciones farmacológicas con los fármacos metabolizados por los citocromos, sobre todo con sustratos e inductores de CYP3A4 ya que los estudios in vitro/in vivo indican que tanto CYP3A4 como CYP3A5 y los subsiguientes sustratos de la uridina difosfato glucuronosiltransferasa (UGT) están involucrados en el metabolismo del isavuconazol. Los fármacos que induzcan estas enzimas aumenten los niveles del antifúngico: ketoconazol, altas dosis de ritonavir, así como los inductores potentes. Además, isavuconazol es un inhibidor moderado del CYP3A4/5 de modo que la administración conjunta de este con otros fármacos metabolizados por esta vía provocará un aumento de las concentraciones plasmáticas de estos fármacos con las repercusiones clínicas que esto conlleva, tanto en la eficacia como en la toxicidad. Siendo esta última situación la más habitual y relevante en la práctica clínica.

Las interacciones recogidas en la ficha técnica se resumen en la siguiente tabla (tabla 11) (85):

Tabla 11. Interacciones farmacológicas más relevantes de isavuconazol.

Fármaco	**Mecanismo**	**Resultado**	**Recomendación**

Carbamazepina, fenobarbital y fenitoina	Inducción enzimática potente CYP3A4	↓[Isavuconazol]	Contraindicado
Rifampicina	Inducción enzimática potente CYP3A4	↓[Isavuconazol]	Contraindicado
Hierba de San Juan	Inducción enzimática potente CYP3A4	↓[Isavuconazol]	Contraindicado
Ciclosporina, tacrolimus	Sustratos CYP3A4	↑[Ciclosporina] ↑[Tacrolimus]	Controlar niveles plasmáticos
Ciclofosfamida	Sustrato CYP2B6	↓[Ciclofosfamida]	Monitorizar falta de eficacia, y si fuera necesario aumento de dosis
Ritonavir	Inductor potente CYP3A4/5	↓[Isavuconazol]	contraindicada
Digoxina	Sustrato de P-gp	↑[Digoxina]	Se deben controlar las concentraciones

			séricas de digoxina

Destacando que puede incrementar las concentraciones plasmáticas de atorvastatina, los inmunosupresores altamente utilizados en oncohematologia (ciclosporina, sirolimus, tacrolimus y micofenolato de mofetilo) en los que las dosis deben ser estrechamente monitorizadas y aumenta también las concentraciones de midazolam. Además al ser un inhibidor moderado de la glicoproteina P, usado concomitante con digoxina puedes aumentar los niveles plasmáticos de esta por lo que deben monitorizarse estrechamente (86).

La utilización fuera de indicación en la profilaxis antifúngica en la práctica clínica asistencial se ha incrementado, especialmente en pacientes inmunocomprometidos o con enfermedades oncohematológicas cuando otros azoles están contraindicados, siendo la bibliografía o evidencia disponible en esta indicación bastante limitada. Sin embargo, tras realizar una búsqueda en diferentes bases de datos, no se encuentran entre la búsqueda revisiones sistemáticas, metaanálisis o ensayos aleatorizados que den evidencia a la utilización de isavuconazol como profilaxis. La mayoría de los estudios publicados son revisiones de casos o estudios de cohortes retrospectivos con importantes limitaciones.

El estudio llevado a cabo por Fontana y cols. muestra importantes limitaciones al tratarse de un estudio retrospectivo y unicéntrico (N=145 pacientes) mostrando una mayor incidencia de IFI en los pacientes tratados con isavuconazol (8,1% de los pacientes en tratamiento profiláctico desarrollan IFI) (87). Stern y cols. desarrollan un estudio de cohortes prospectivo abierto de un solo brazo que evalúa la utilización de isavuconazol para la profilaxis antifúngica después del TCMH. Los datos obtenidos apoyan la utilidad del isavuconazol pero reflejan importantes limitaciones (88). Otro estudio de cohortes retrospectivo llevado a cabo por Bowen y cols. evalúa el impacto económico mostrando una reducción en el coste del tratamiento profiláctico en comparación con posaconazol y con resultados clínicos similares a los obtenidos por Fontana. En IFI se desarrollaron en el 8,2% de los pacientes de la cohorte, en comparación con el 2,0% y 2,4% observado en ensayos clínicos de profilaxis con posaconazol (89).

Sólo un ensayo clínico ha evaluado la farmacocinética, seguridad y tolerancia de isavuconazol para la prevención de infecciones fúngicas en pacientes con neutropenia grave y prolongada. Se trata de un ensayo clínico en fase 2 multicéntrico abierto (n=24), los investigadores evaluaron la seguridad y eficacia de la profilaxis con isavuconazol en pacientes con LAM que desarrollaron neutropenia febril post quimioterapia. Los resultados de este análisis apoyan la seguridad y tolerabilidad del isavuconazol administrado a 200 mg y 400 mg una vez al día como profilaxis en pacientes inmunosuprimidos con alto riesgo de infecciones fúngicas, no encontrándose casos de IFI probada o probable durante el tratamiento con isavuconazol (80).

Finalmente, isavuconazol puede ser una alternativa en la profilaxis en pacientes inmunodeprimidos o con elevado riesgo de IFI, mostrando una efectividad similar y buen perfil de efectos adversos; sin embargo, estos resultados apoyan la necesidad de realizar más estudios para determinar el papel de isavuconazol como profilaxis en este grupo de población, así como la necesidad de ensayos clínicos aleatorizados de no inferioridad que den evidencia a su uso.

Posaconazol

El posaconazol es un triazol (Figura 6) de segunda generación de amplio espectro análogo del itraconazol (90). En España, las indicaciones para las cuales está autorizado son para: aspergilosis invasiva en pacientes con enfermedad resistente a amfotericina B o itraconazol, fusariosis en pacientes con enfermedad resistente a amfotericina B, o por intolerancia a amfotericina B; cromoblastomicosis y micetoma en pacientes con enfermedad resistente a itraconazol, o en pacientes que son intolerantes al mismo, coccidioidomicosis en pacientes con enfermedad resistente a amfotericina B, itraconazol o fluconazol, o en pacientes que son intolerantes a estos medicamentos (91). También está autorizado su uso en la profilaxis de infecciones fúngicas invasivas en pacientes que reciben quimioterapia para leucemia mielógena aguda (LMA) o síndromes mielodisplásicos (SMD), y en receptores de trasplante de células madre hematopoyéticas (TCMH) que están recibiendo dosis altas de terapia inmunosupresora para la enfermedad injerto contra huésped (EICH), y que presentan alto riesgo de desarrollar infecciones fúngicas invasivas (91).

La dosis recomendada es de 300 mg de posaconazol cada 12 horas el primer día, y continuar con 300 mg una vez al día. En el caso de que se utilice como profilaxis, debe de iniciar varios días antes de la fecha prevista de neutropenia y continuar durante 7 días después de que el recuento de neutrófilos supere las 500 células/ mm^3 (91). En pacientes con insuficiencia renal puede producirse la acumulación del vehículo intravenosos sulfobutil éter beta-ciclodextrina. En esos casos se recomienda la administración de las formulaciones orales. Administrado vía oral, el posaconazol se excreta principalmente sin alterar por heces

(77%), por lo que es buena alternativa en pacientes con insuficiencia renal, ya que permite su administración sin ajuste (92).

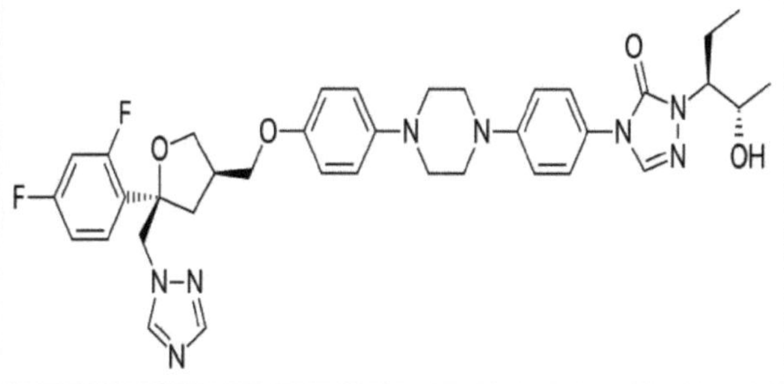

Figura 6. Estructura química del posaconazol (93)

La larga cadena lateral del posaconazol permite aumentar la unión hidrofóbica al CYP51, lo que resulta en alcanzar actividad frente a las especies resistentes a fluconazol y voriconazol (93). Posaconazol ha demostrado una excelente actividad antifúngica contra *Candida* y *Aspergillus*, que son los principales agentes productores de las IFI. En comparación con otros triazoles, posaconazol ofrece una cobertura adicional contra los mucorales (94).

Recientes meta-análisis posicionan al posaconazol como buena opción terapéutica eficaz para la reducción de la incidencia global de las infecciones fúngicas invasivas (95). Una vez realizados análisis de subgrupos comparativos, se concluyó una eficacia superior a fluconazol para reducir el riesgo de IFI; de esta manera se posiciona al fluconazol como mejor alternativa para la prevención de infecciones por levaduras en lugar de usarlo frente a hongos filamentosos. Sin embargo, con el uso de fluconazol, algunas especies de *Candida* han desarrollado resistencias, provocando una reducción en el uso del mismo un aumento de aspergilosis invasiva en pacientes de TCMH (96).

Hay pocos ensayos comparativos de eficacia y seguridad entre posaconazol, voriconazol e isavuconazol.

El posaconazol se metaboliza mediante glucuronidación con UDP (enzimas de fase 2) y es un sustrato para la salida de la p-glucoproteína (P-gp) in vitro. Por lo tanto, los inhibidores e inductores de estas vías de aclaramiento pueden aumentar o disminuir respectivamente las concentraciones plasmáticas de posaconazol. Posaconazol es un inhibidor del CYP3A4. En la tabla 12 se recogen las interacciones más significativas.

Los efectos adversos más comunes del posaconazol son náuseas, vómitos, diarrea, dolor de cabeza y alteraciones en la función hepática. La comparación en términos de seguridad con otros agentes antifúngicos concluyó que no había diferencias significativas. Sin embargo, posaconazol debe de usarse con precaución en pacientes con comorbilidades debido a posibles interacciones entre fármacos (90).

Tabla 12. Interacciones más relevantes recogidas en ficha técnica.

Fármaco	**Mecanismo**	**Resultado**	**Recomendación**
Fenitoína	Inducción enzimática potente CYP3A4	↓[Posaconazol]	Contraindicado
Rifabutina, rifampicina	Inducción enzimática potente CYP3A4	↓[Posaconazol]	Contraindicado

Fosamprenavir	Inducción enzimática CYP3A4	↓[Posaconazol]	Monitorizar falta de eficacia
Efavirenz	Inducción enzimática potente CYP3A4	↓[Posaconazol]	Contraindicado
Ciclosporina, tacrolimus	Sustratos CYP3A4	↑[Ciclosporina] ↑[Tacrolimus]	Reducir dosis de inmunosupresores
Midazolam	Sustrato CYP2B6	↑[Midazolam]	Ajuste de dosis de benzodiazepinas
Sirolimus	Sustratos CYP3A4	↓[Isavuconazol]	Contraindicada
Digoxina	Sustrato de P-gp	↑[Digoxina]	Se deben controlar las concentraciones séricas de digoxina

Fluconazol

El fluconazol es un fármaco antifúngico triazólico (Figura 7 (97)) cuya administración está indicada en España para el tratamiento de meningitis criptocóccica, coccidioidomicosis, candidiasis invasiva, candidiasis de las mucosas incluyendo las candidiasis orofaríngea y esofágica, candiduria y candidiasis mucocutánea crónica y candidiasis oral atrófica crónica. Además, también está autorizado su uso para la profilaxis de recaídas de meningitis criptocócica en pacientes con alto riesgo de recidivas, recaídas de candidiasis orofaríngea y esofágica en pacientes infectados con SIDA quienes tienen gran riesgo de experimentar recaídas, profilaxis de infecciones por Candida en pacientes con neutropenia prolongada (tales como pacientes con neoplasias hematológicas que reciben quimioterapia o pacientes receptores de TCMH) (98).

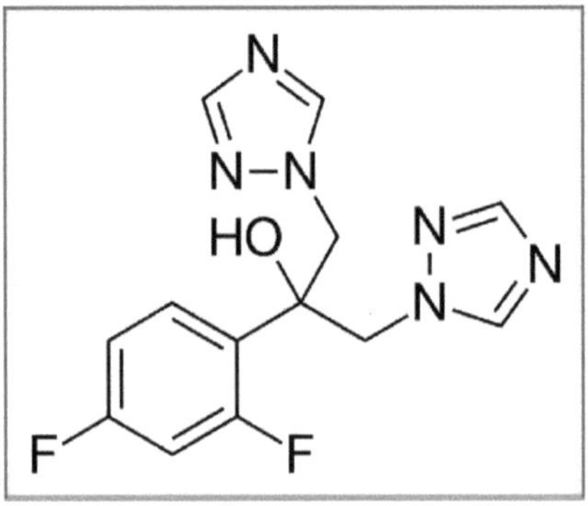

Figura 7. Estructura química del fluconazol (97)

Fluconazol es un inhibidor potente del CYP2C9 y moderado para las isoenzimas CYP3A4 y CYP2C19. En la tabla 13 se recogen los fármacos cuyas interacciones son las más relevantes con el fluconazol.

Las reacciones adversas más frecuentes son cefaleas, náuseas, vómitos, diarrea, aumento de las enzimas hepáticas y erupción cutánea.

Tabla 13. Tabla de interacciones más relevantes recogidas en ficha técnica (98).

Fármaco	**Mecanismo**	**Resultado**	**Recomendación**
Cisaprida, terfenadina, astemizol, pimozida, quinidina y eritromicina	Sustratos CYP2C9	↑[Farmacos]	Contraindicada la coadministración
Amiodarona	Sustratos CYP2C9	↑[Amiodarona]	Usar con precaución
Fenitoína	Inhibición enzimática	↑[Fenitoína]	Monitorizar niveles de fenitoína
Rifabutina, rifampicina	Inhibición enzimática	↑[rifabutina y rifampicina]	Monitorizar sintomas de toxicidad

Anticoagulantes orales	Inhibición enzimática CYP2C9	↑[Warfarina]	Ajuste de dosis de anticoagulante
Ciclosporina, tacrolimus, sirolimus	Sustratos CYP3A4	↑[Ciclosporina] ↑[Tacrolimus] ↑[Sirolimus]	Reducir dosis de inmunosupresores
Midazolam	Sustrato CYP2B6	↑[Midazolam]	Ajuste de dosis de benzodiazepinas

5.3.2. Equinocandinas

Hay tres equinocandinas aprobadas por la FDA: micafungina, anidulafungina y caspofungina (figuras 8, 9 y 10 (99) (100) (101)). Las equinocandinas son lipopéptidos cíclicos que representan el tercer grupo de antifúngicos disponibles para el tratamiento de las infecciones fúngicas sistémicas. Debido al aumento de incidencia de las especies de *Candida* con resistencia al fluconazol, las equinocandinas están jugando un papel fundamental en el tratamiento de esta patología (102).

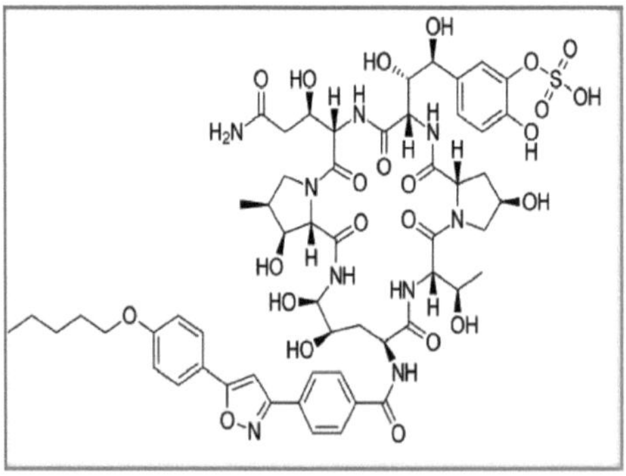

Figura 8. Estructura química micafungina (99)

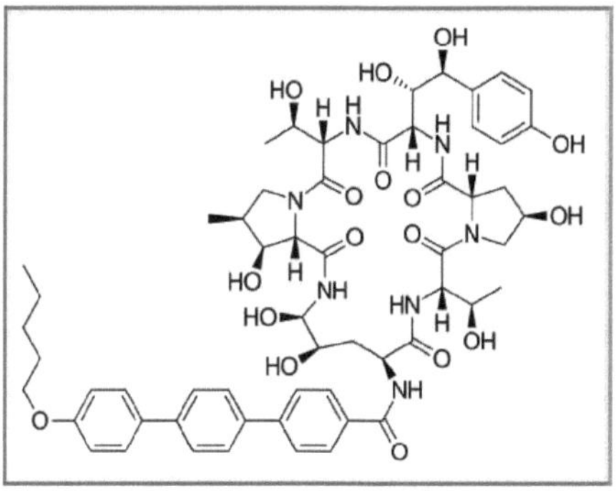

Figura 9. Estructura química anidulafungina (100)

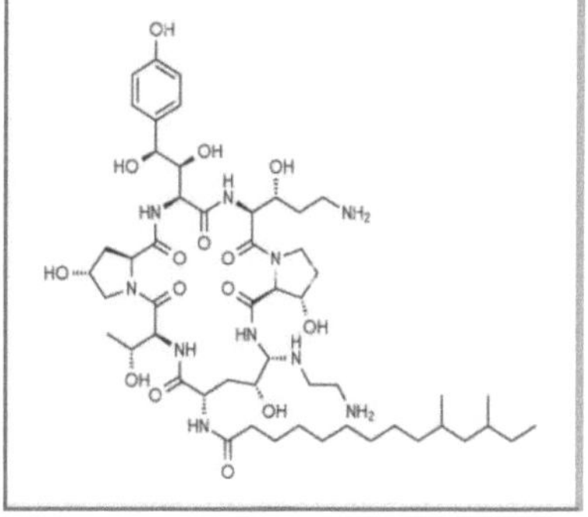

Figura 10. Estructura química de caspofungina (101)

El mecanismo de acción de las equinocandinas es la inhibición no competitiva de la UDP-glucosa β-(1,3)-D-glucan-β-(3)-D-glucosiltransferasa (referida comúnmente como 1,3-β-D glucano sintasa), enzima necesaria para la síntesis del 1,3-β-D glucano, un componente esencial de la pared celular fúngica. Para ciertas especies de *Candida*, la inhibición de la glucano sintasa desestabiliza la integridad de la pared celular, dejándola menos rígida e incapaz de soportar los cambios de presión osmótica, concluyendo en la lisis celular (103).

Las tres equinocandinas mencionadas presentan actividad frente a las especies de *Candida*: *C. albicans*, *C. glabrata*, *C. tropicalis*, *C. dubliniensis*, and *C. krusei*, que son resistentes a amfotericina y fluconazol (103). Para las especies de hongos filamentosos, como los pertenecientes a la especies de *Aspergillus*, la 1,3-β-D glucano sintasa se encuentra principalmente en las puntas apicales de las hifas y se ha determinado que tienen actividad fungiestática in vitro e in vivo (104).

Las equinocandinas están indicadas en el tratamiento de la candidiasis orofaríngea y esofágica. En la tabla 14 se detallan todas las indicaciones recogidas en ficha técnica de cada equinocandina. A pesar de que las guías de terapéutica recomiendan la administración de fluconazol, las equinocandinas son una buena alternativa eficaz y bien tolerada. Además, se consideran una alternativa a la candidiasis refractaria al tratamiento de primera línea. Debido al coste y a las tasas de recaída post-tratamiento, las equinocandinas no se consideran tratamiento de primera línea a no ser que el agente causal sea resistente a azoles, intolerancia o interacciones farmacológicas (102).

Tabla 14. Resumen indicaciones aprobadas en ficha técnica por la AEMPS para las equinocandinas.

Fármaco	**Indicaciones aprobadas en ficha técnica**
Caspofungina	-Candidiasis invasiva. -Aspergilosis invasiva en pacientes adultos o pediátricos que son refractarios o intolerantes a la amfotericina B, formulaciones de lípidos de amfotericina B y/o itraconazol. -Tratamiento empírico de infecciones fúngicas (tales como *Candida* o *Aspergillus*) en pacientes adultos o pediátricos neutropénicos y con fiebre.
Micafungina	-Candidiasis invasiva. -Candidiasis esofágica en los pacientes en los que la terapia intravenosa es adecuada. -Profilaxis de la infección por *Candida* en pacientes sometidos a trasplante alogénico de células precursoras

	hematopoyéticas o en pacientes que se espera que puedan presentar neutropenia durante 10 o más días.
Anidulafungina	-Candidiasis invasiva.

Los mecanismos de resistencia a equinocandinas se han atribuido a las mutaciones en los genes que codifican para 1,3-β-D glucano sintasa, específicamente para FKS1 y FKS2. Las mutaciones en estos genes resultan en las alteraciones de la formación de la subunidad catalítica del complejo enzimático, que es la principal diana de estos fármacos. Se cree que este tipo de mutaciones resulta en una resistencia cruzada para todos los agentes de este grupo. Otros mecanismo de resistencia propuestos incluyen la presencia de bombas de expulsión en la pared celular y una sobreexpresión de proteínas transportadoras (105) (106).

Debido a su elevado peso molecular, ninguna de ellas se absorbe cuando se administra oralmente, por lo que las presentaciones son intravenosas. Tienen elevada unión a proteínas. Una de las principales ventajas es que ninguna se metaboliza significativamente por el citocromo P450, ni es sustrato de la glicoproteina P (102). Debido a esta razón, no hay interacciones entre fármacos relevantes. La caspofungina es la equinocandina más dependiente del sistema CYP450, mientras que la anidulafungina es la que menos. Fármacos como la rifampicina, nevirapina, efavirenz, carbamazepina, dexametasona y fenitoína inducen el metabolismo de la caspofungina. En la siguiente tabla se resumen las interacciones más importantes recogidas en la ficha técnica.

Tabla 15. Interacciones más relevantes de las equinocandinas (caspofungina) recogidas en ficha técnica (107).

Fármaco	Mecanismo	Resultado	Recomendación
Ciclosporina	Sustratos CYP3A4	↑[Caspofungina]	Monitorización de la función hepática
Tacrólimus	Sustratos CYP3A4	↓[Tacrólimus]	Monitorización de niveles de tacrólimus
Rifampicina, fenitoína	Inducción enzimática	↑[Caspofungina]	Monitorización de la función hepática

Las guías actualizadas recomiendan tanto fluconazol como una equinocandina para el tratamiento de primera linea de adultos no neutropénicos con candidemia o sospecha de candidiasis sistémica. A pesar de que micafungina parece ser más efectiva que caspofungina en los resultados de ensayos, esto no puede ser extrapolado a anidulafungina. Las guías IDSA están a favor del uso de las equinocandinas para aquellos pacientes con enfermedad de moderada a grave, con exposición reciente a azoles, candidemia o sospecha de candidiasis invasiva producida por *C. glabrata* o *C. krusei*. Para el tratamiento de candidemia en pacientes neutropénicos, las guías recomiendan como primera linea el tratamiento con una equinocandina o con la formulación lipídica de amfotericina B, y consideran el voriconazol como una alternativa. Para las infecciones causadas por *C. glabrata*, se prefiere el uso de una equinocandina o la amfotericina B (102).

Para el tratamiento empírico de candidiasis invasiva en pacientes neutropénicos, las guías recomiendan la administración como agentes de primera línea amfotericina B, voriconazol y caspofungina. La caspofungina también está indicada cuando se sospecha de candidiasis invasiva en pacientes neutropénicos y como terapia de rescate en la aspergilosis invasiva (108).

Para la profilaxis contra *Candida* en pacientes de TCMH se recomienda tanto micanfungina, como fluconazol o posaconazol en pacientes de TCMH con neutropenia (108).

Las equinocandinas están bien toleradas y con buenos perfiles de seguridad. Los afectos adversos más frecuentes pueden ser alteraciones hepáticas, como hepatitis, fallo hepático, rush cutáneo, prurito y enrojecimiento facial (102).

5.3.3. Amfotericina B

La amfotericina B tiene actividad frente a especies de *Candida* y *Aspergillus*, que como ya hemos comentado, son los patógenos fúngicos más prevalentes en pacientes con neutropenia (figura 11 (109)). Las formulaciones lipídicas como amfotericina B liposomal, complejo lipídico de amfotericina B y la dispersión coloidal de amfotericina B se prefieren a las fórmulas clásicas de amfotericina B debido a si menor nefrotoxicidad (110). La fórmula tradicional (amfotericina B deoxicolato) se asocia con efectos adversos tales como reacciones infusiones o incluso nefrotoxicidad, llegando a poder producir la muerte. Por esta razón, en la década de los 90 se desarrollaron varias formulaciones de amfotericina B para reducir su toxicidad intrínseca, pero con mayor coste (111).

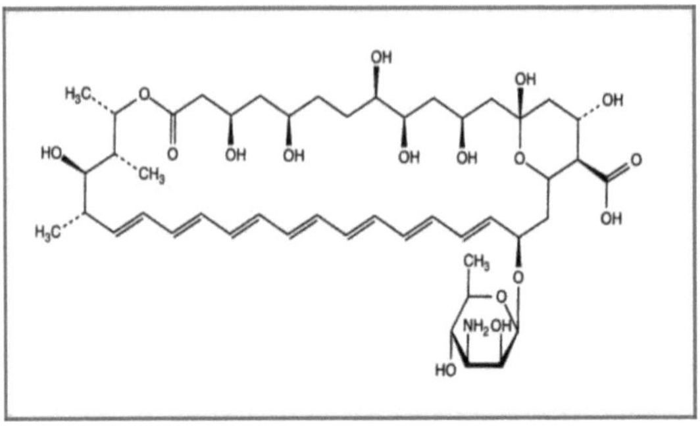

Figura 11. Estructura química de amfotericina B (109)

La amfotericina B es un antifúngico macrólido producido por el hongo *Streptomyces nodosus*. En la fórmula liposomal, la cadena lipófila de la amfotericina se queda unida a la bicapa lipídica de los liposomas. Esta fórmula contiene una estructura lipídica unilaminar compuesta en su mayoría por fosfatidilcolina, fosfatidilglicerol y colesterol (111).

El mecanismo de acción de la amfotericina B es mediante la unión de fármacos a los esteroles de la membrana fúngica. El resultado de esta interacción es la alteración de la permeabilidad de la membrana que provoca la salida del contenido celular. Como resultado, se produce el vertido del contenido celular y, en última instancia, la muerte celular. Existe la posibilidad de que se produzca toxicidad en las células humanas por la unión del fármaco a las membranas celulares humanas (112).

La formulación de amfotericina B como complejo lipídico consiste en un complejo de amfotericina B con dos fosfolípidos: L-α-dimiristoilfosfatidilcolina (DMPC) y L-α-dimiristoilfosfatidilglicerol (DMPG).

La fracción lipofílica de la amfotericina permite que las moléculas de medicamento formen un complejo curvilíneo con los fosfolípidos.

Las indicaciones aprobadas en España para la fórmula liposomal son para el tratamiento de micosis sistémicas graves, tratamiento empírico de las micosis en pacientes con neutropenia grave, como consecuencia de patologías hematológicas malignas o por el uso de fármacos citotóxicos o inmunosupresores, leishmaniasis visceral en inmunocompetentes e inmunocomprometidos que no hayan respondido a antimoniales ni a amfotericina B convencional. Una de los usos fuera de ficha técnica a comentar de la amfotericina B complejo lipídico es de manera nebulizada como medida de profilaxis en los pacientes sometidos a TCMH (59). Esto es debido a que se han encontrado concentraciones efectivas de la amfotericina nebulizada en el tracto respiratorio (113). Hay datos limitados de la utilidad de la amfotericina nebulizada como tratamiento único de la infección fúngica, por lo que se ha utilizado como coadyuvante en combinación con voriconazol sistémico (114).

Las reacciones adversas más frecuentes observadas en los tratamientos con amfotericina complejo lipídico, según describe ficha técnica han sido escalofríos (15%), aumento de la creatinina (13%), pirexia (10%), náuseas (7%) y vómitos (6%). En el caso del tratamiento con la fórmula liposomal, la mayoría de los pacientes experimentaban efectos nefrotóxicos, aunque según ensayos doble ciego, son aproximadamente la mitad de los que ocurren con amfotericina B convencional o el complejo lipídico. La administración de amfotericina en cualquiera de sus formulaciones provoca frecuentemente alteraciones iónicas como hipopotasemia, hiponatremia, hipomagnesemia e hipocalcemia (115).

Al contrario que otros antifúngicos mencionados como los azoles, la amfotericina B no muestra interacciones a nivel de los citocromos, pero si que sus efectos adversos pueden verse empeorados con el uso concomitante de cierta medicación. La hipopotasemia producida por la administración de la amfotericina puede provocar alteraciones cardiacas como arritmias, sobre todo con el uso concomitante de digoxina; es por eso que se debe prestar especial atención con el uso de diuréticos, laxantes y corticoides que pueden aumentar la hipopotasemia (59). La administración de medicación nefrotóxica puede potenciar el efecto nefrotóxico de la amfotericina, es por eso que se debe llevar precaución cuando se usen de manera simultánea fármacos como agentes de contraste iodados, aminoglucósidos, sales de platino, metotrexato, foscarnet, antivirales y fármacos muy usados en pacientes TCMH como ciclosporina y tacrólimus (59).

Se recomienda la administración de protocolos de nefroprotección en aquellos pacientes en tratamiento con amfotericina B para evitar los efectos de nefrotoxicidad. Algunas estrategias de protección renal son: correcta hidratación, administración del fármaco en infusión continua en lugar de administraciones rápidas y una adecuada reposición electrolítica (115).

5.3.4.Trimetoprim y Sulfametoxazol

Pneumocystis jirovecii es un hongo oportunista que puede causar neumonía en pacientes inmunodeprimidos. El timetoprim/ sulfametoxazol, también llamada la asociación cotrimoxazol, está indicado en España para el tratamiento y prevención de la neumonía producida por Pneumocystis jiroveci, la profilaxis primaria de la toxoplasmosis, tratamiento de la nocardiosis y la melioidosis (116) (figura 12 y 13 (117) (118)).

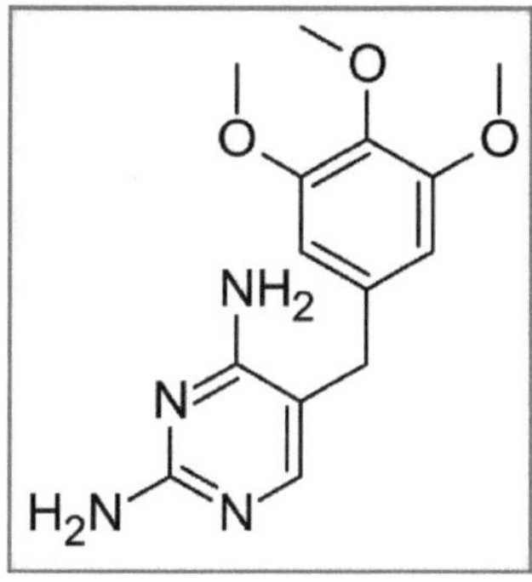

Figura 12. Estructura química de trimetoprim (117)

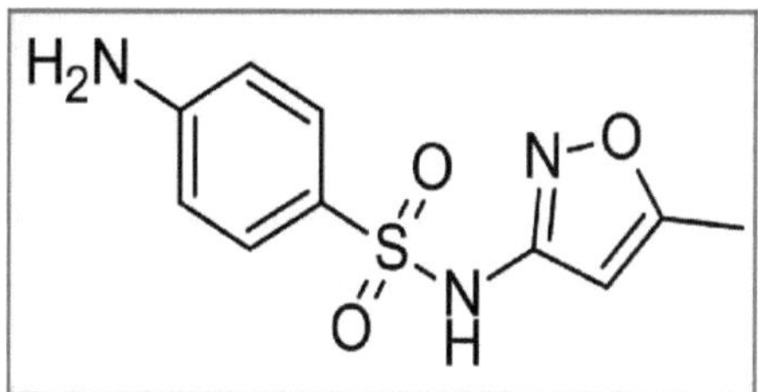

Figura 13. Estructura química de sulfametoxazol (118)

Para el tratamiento de profilaxis de *Pneumocystis jirovecii* en los pacientes de TCMH debe de ser administrado 2 o 3 veces por semana y durante todo el periodo de riesgo (desde el injerto hasta más de 6 meses) y siempre que en el tratamiento se estén administrando inmunosupresores.

El mecanismo de acción del sulfametoxazol es bacteriostático, que bloquea de forma competitiva la utilización del ácido para-aminobenzoico (PABA) para la producción del dihidrofolato de la célula bacteriana. Trimetoprim inhibe de manera reversible la enzima dihidrofolato reductasa bacteriana (DHFR), implicada en la ruta metabólica del folato, que convierte dihidrofolato en tetrahidrofolato. La combinación de trimetoprim y sulfametoxazol potencia la actividad marcada in vitro y consigue bloquear la síntesis de ácidos nucleicos.

Los mecanismos de resistencia a sulfametoxazol descritos son: a) la producción de mayores concentraciones de PABA que desplazan al sulfametoxazol y se reduce su actividad inhibidora y b) producción de enzima dihidropteroato sintetasa alterada sintetizada por plásmidos, con afinidad reducida para el sulfametoxazol. La resistencia a trimetoprim más importante está mediada por plásmidos, a través de la producción de la enzima dihidrofolato reductasa con menor afinidad por trimetoprim.

5. Conclusiones

1. El TCMH es una terapia de reemplazo de un sistema hematopoyético alterado por otro sano procedente de un donante. Las células madre hematopoyéticas son aquellas capaces de regenerar todos los tipos de células sanguíneas

2. Los pacientes de trasplantes hematopoyéticos son sometidos a un proceso que les predispone a sufrir diversas complicaciones, como la toxicidad producida por los esquemas de acondicionamiento, la neutropenia, las infecciones (bacterianas, fúngicas o víricas), el rechazo del trasplante o la enfermedad de injerto frente a huésped.

3. *Aspergillus, Candida* y *Pneumocystis jirovecii* son la causa del 90% de las infecciones fúngicas invasivas en los pacientes con enfermedades hematológicas. El agente etiológico más frecuente en dichas infecciones es *Aspergillus fumigatus.* A la enfermedad producida por este hongo filamentoso se la conoce como aspergilosis invasiva.

4. La elección de profilaxis la infección fúngica invasiva en la fase pre-injerto es el fluconazol, siempre y cuando la incidencia de IFI por hongos filamentosos sea baja. En lugares con incidencia mayor, se

plantea como alternativa voriconazol o micafungina. En la fase post-injerto, las guías recomiendan el uso de posaconazol.

5. La profilaxis contra *Candida* en pacientes de trasplante de células madre hematopoyéticas se recomienda tanto micanfungina, como fluconazol o posaconazol. La profilaxis de *Pneumocystis jirovecii* con trimetoprim y sulfametoxazol oral (cotrimoxazol) la pauta de elección mantenida desde el injerto hasta más de 6 meses.

6. La terapia empírica que se sigue manteniendo como estándar de tratamiento en la mayoría de los centros se realiza con caspofungina o amfotericina B liposomal. La terapia dirigida frente a la aspergilosis invasiva se utiliza en pacientes que presentan infección fúngica probada, y para ello se recomienda el uso de voriconazol e isavuconazol. La amfotericina B liposomal se considera la alternativa cuando los azoles no pueden usarse por problemas de intolerancia, interacciones con otros fármacos, exposición previa a antifúngicos azólicos como profilaxis y por problemas de resistencia.

7. El tratamiento de la candidiasis sistémica o candidemia con las equinocandinas es la primera línea de tratamiento, seguido de una terapia dirigida una vez se conoce la especie de *Candida* y la susceptibilidad antifúngica. Altas dosis de trimetoprim y sulfametoxazol (cotrimoxazol) es el tratamiento de elección para aquellos pacientes con infección por *Pneumocystis jirovecii.* Las formulaciones de amfotericina B son el tratamiento de elección para las mucormicosis.

8. Bibliografía

1. Carreras E, Dufour C, Mohty M, Kröger N. The EBMT handbook: hematopoietic stem cell transplantation and cellular therapies. 2019.

2. Vogelsang GB, Hess AD. Graft-versus-host disease: new directions for a persistent problem. Blood. 1994;84(7):2061-7.

3. Simonin M, Dalissier A, Labopin M, Willasch A, Zecca M, Mouhab A, et al. More chronic GvHD and non-relapse mortality after peripheral blood stem cell compared with bone marrow in hematopoietic transplantation for paediatric acute lymphoblastic leukemia: a retrospective study on behalf of the EBMT Paediatric Diseases Working Party. Bone Marrow Transplantation. 2017;52(7):1071-3.

4. Dale DC, Cottle TE, Fier CJ, Bolyard AA, Bonilla MA, Boxer LA, et al. Severe chronic neutropenia: treatment and follow-up of patients in the Severe Chronic Neutropenia International Registry. American journal of hematology. 2003;72(2):82-93.

5. Freifeld AG, Bow EJ, Sepkowitz KA, Boeckh MJ, Ito JI, Mullen CA, et al. Clinical practice guideline for the use of antimicrobial agents in neutropenic patients with cancer: 2010 update by the Infectious Diseases Society of America. Clinical infectious diseases. 2011;52(4):e56-e93.

6. Kuderer NM, Dale DC, Crawford J, Cosler LE, Lyman GH. Mortality, morbidity, and cost associated with febrile neutropenia in adult cancer patients. Cancer. 2006;106(10):2258-66.

7. Carmona-Bayonas A, Jiménez-Fonseca P, Virizuela Echaburu J, Antonio M, Font C, Biosca M, et al. Prediction of serious

complications in patients with seemingly stable febrile neutropenia: validation of the Clinical Index of Stable Febrile Neutropenia in a prospective cohort of patients from the FINITE study. Journal of Clinical Oncology. 2015;33(5):465-71.

8. Taplitz RA, Kennedy EB, Bow EJ, Crews J, Gleason C, Hawley DK, et al. Antimicrobial prophylaxis for adult patients with cancer-related immunosuppression: ASCO and IDSA clinical practice guideline update. Journal of Clinical Oncology. 2018;36(30):3043-54.

9. Flowers CR, Seidenfeld J, Bow EJ, Karten C, Gleason C, Hawley DK, et al. Antimicrobial prophylaxis and outpatient management of fever and neutropenia in adults treated for malignancy: American Society of Clinical Oncology clinical practice guideline. J Clin Oncol. 2013;31(6):794-810.

10. Taplitz RA, Kennedy EB, Bow EJ, Crews J, Gleason C, Hawley DK, et al. Outpatient management of fever and neutropenia in adults treated for malignancy: American Society of Clinical Oncology and Infectious Diseases Society of America Clinical Practice Guideline Update. J Clin Oncol. 2018;36(14):1443-53.

11. Cullen MH, Billingham LJ, Gaunt CH, Steven NM. Rational selection of patients for antibacterial prophylaxis after chemotherapy. Journal of clinical oncology. 2007;25(30):4821-8.

12. Bucaneve G, Micozzi A, Menichetti F, Martino P, Dionisi MS, Martinelli G, et al. Levofloxacin to prevent bacterial infection in patients with cancer and neutropenia. New England Journal of Medicine. 2005;353(10):977-87.

13. Beyar-Katz O, Dickstein Y, Borok S, Vidal L, Leibovici L, Paul M. Empirical antibiotics targeting Gram-positive bacteria for the treatment

of febrile neutropenic patients with cancer. Cochrane Database of Systematic Reviews. 2017(6).

14. Maertens J, Theunissen K, Verhoef G, Verschakelen J, Lagrou K, Verbeken E, et al. Galactomannan and computed tomography–based preemptive antifungal therapy in neutropenic patients at high risk for invasive fungal infection: a prospective feasibility study. Clinical Infectious Diseases. 2005;41(9):1242-50.

15. Huang H, Li X, Zhu J, Ye S, Zhang H, Wang W, et al. Entecavir vs lamivudine for prevention of hepatitis B virus reactivation among patients with untreated diffuse large B-cell lymphoma receiving R-CHOP chemotherapy: a randomized clinical trial. Jama. 2014;312(23):2521-30.

16. Rubin LG, Levin MJ, Ljungman P, Davies EG, Avery R, Tomblyn M, et al. 2013 IDSA clinical practice guideline for vaccination of the immunocompromised host. Clinical infectious diseases. 2014;58(3):e44-e100.

17. Teshima T, Reddy P, Zeiser R. Reprint of: acute graft-versus-host disease: novel biological insights. Biology of Blood and Marrow Transplantation. 2016;22(3):S3-S8.

18. Masso J, Doy D. Profilaxis y tratamiento de la enfermedad del injerto contra huésped en el trasplante hematopoyético. El Farmacéutico Hospitales. 2001;119:32-7.

19. Grube M, Holler E, Weber D, Holler B, Herr W, Wolff D. Risk factors and outcome of chronic graft-versus-host disease after allogeneic stem cell transplantation—results from a single-center observational study. Biology of Blood and Marrow Transplantation. 2016;22(10):1781-91.

20. Cornell RF, Hari P, Drobyski WR. Engraftment syndrome after autologous stem cell transplantation: an update unifying the definition and management approach. Biology of Blood and Marrow Transplantation. 2015;21(12):2061-8.

21. Ruiz-Camps I, Jarque I. Enfermedad fúngica invasora por hongos filamentosos en pacientes hematológicos. Revista Iberoamericana de Micología. 2014;31(4):249-54.

22. Girmenia C, Raiola AM, Piciocchi A, Algarotti A, Stanzani M, Cudillo L, et al. Incidence and outcome of invasive fungal diseases after allogeneic stem cell transplantation: a prospective study of the Gruppo Italiano Trapianto Midollo Osseo (GITMO). Biol Blood Marrow Transplant. 2014;20(6):872-80.

23. Cesaro S, Tridello G, Blijlevens N, Ljungman P, Craddock C, Michallet M, et al. Incidence, risk factors, and long-term outcome of acute leukemia patients with early candidemia after allogeneic stem cell transplantation: a study by the acute leukemia and infectious diseases working parties of European Society for Blood and Marrow Transplantation. Clinical Infectious Diseases. 2018;67(4):564-72.

24. Camps IR. Risk factors for invasive fungal infections in haematopoietic stem cell transplantation. Int J Antimicrob Agents. 2008;32 Suppl 2:S119-23.

25. Donnelly JP, Chen SC, Kauffman CA, Steinbach WJ, Baddley JW, Verweij PE, et al. Revision and Update of the Consensus Definitions of Invasive Fungal Disease From the European Organization for Research and Treatment of Cancer and the Mycoses Study Group Education and Research Consortium. Clin Infect Dis. 2020;71(6):1367-76.

26. Cadena J, Thompson GR, Patterson TF. Invasive aspergillosis: current strategies for diagnosis and management. Infectious Disease Clinics. 2016;30(1):125-42.

27. Mousavi B, Hedayati MT, Hedayati N, Ilkit M, Syedmousavi S. Aspergillus species in indoor environments and their possible occupational and public health hazards. Current medical mycology. 2016;2(1):36.

28. Ruhnke M, Kofla G, Otto K, Schwartz S. CNS aspergillosis. CNS drugs. 2007;21(8):659-76.

29. Nathan CL, Emmert BE, Nelson E, Berger JR. CNS fungal infections: A review. Journal of the neurological sciences. 2021;422:117325.

30. Shoham S, Levitz SM. The immune response to fungal infections. British journal of haematology. 2005;129(5):569-82.

31. Gottfredsson M, Perfect JR, editors. Fungal meningitis. Seminars in neurology; 2000: Copyright© 2000 by Thieme Medical Publishers, Inc., 333 Seventh Avenue, New ....

32. Maertens JA, Blennow O, Duarte RF, Munoz P. The current management landscape: aspergillosis. Journal of Antimicrobial Chemotherapy. 2016;71(suppl_2):ii23-ii9.

33. Maertens J, Cesaro S, Maschmeyer G, Einsele H, Donnelly JP, Alanio A, et al. ECIL guidelines for preventing Pneumocystis jirovecii pneumonia in patients with haematological malignancies and stem cell transplant recipients. Journal of Antimicrobial Chemotherapy. 2016;71(9):2397-404.

34. Stanzani M, Sassi C, Lewis RE, Tolomelli G, Bazzocchi A, Cavo M, et al. High resolution computed tomography angiography improves the radiographic diagnosis of invasive mold disease in patients with hematological malignancies. Clinical Infectious Diseases. 2015;60(11):1603-10.

35. Mylonakis E, Clancy CJ, Ostrosky-Zeichner L, Garey KW, Alangaden GJ, Vazquez JA, et al. T2 magnetic resonance assay for the rapid diagnosis of candidemia in whole blood: a clinical trial. Clinical Infectious Diseases. 2015;60(6):892-9.

36. Alanio A, Hauser PM, Lagrou K, Melchers WJ, Helweg-Larsen J, Matos O, et al. ECIL guidelines for the diagnosis of Pneumocystis jirovecii pneumonia in patients with haematological malignancies and stem cell transplant recipients. Journal of Antimicrobial Chemotherapy. 2016;71(9):2386-96.

37. Ullmann AJ, Lipton JH, Vesole DH, Chandrasekar P, Langston A, Tarantolo SR, et al. Posaconazole or fluconazole for prophylaxis in severe graft-versus-host disease. New England Journal of Medicine. 2007;356(4):335-47.

38. Girmenia C. Prophylaxis of invasive fungal diseases in patients with hematologic disorders. Haematologica. 2010;95(10):1630-2.

39. Garcia-Vidal C, Alastruey-Izquierdo A, Aguilar-Guisado M, Carratalà J, Castro C, Fernández-Ruiz M, et al. Executive summary of clinical practice guideline for the management of invasive diseases caused by Aspergillus: 2018 Update by the GEMICOMED-SEIMC/REIPI. Enferm Infecc Microbiol Clin (Engl Ed). 2019;37(8):535-41.

40. ECIL-5. The European Conference on Infections in Leukaemia 2013 [Available from: http://www.ecil-leukaemia.com.

41. Ruiz-Camps I, Aguado JM, Almirante B, Bouza E, Barbera CF, Len O, et al. Recomendaciones sobre la prevención de la infección fúngica invasora por hongos filamentosos de la Sociedad Española de Enfermedades Infecciosas y Microbiología Clínica (SEIMC). Enfermedades Infecciosas y Microbiología Clínica. 2010;28(3):172. e1-. e21.

42. Ruiz-Camps I, Aguado J, Almirante B, Bouza E, Ferrer-Barbera C, Len O, et al. Guidelines for the prevention of invasive mould diseases caused by filamentous fungi by the Spanish Society of Infectious Diseases and Clinical Microbiology (SEIMC). Clinical Microbiology and Infection. 2011;17:1-24.

43. Wang J, Zhou M, Xu JY, Zhou RF, Chen B, Wan Y. Comparison of Antifungal Prophylaxis Drugs in Patients With Hematological Disease or Undergoing Hematopoietic Stem Cell Transplantation: A Systematic Review and Network Meta-analysis. JAMA Netw Open. 2020;3(10):e2017652.

44. Stemler J, de Jonge N, Skoetz N, Sinkó J, Brüggemann RJ, Busca A, et al. Antifungal prophylaxis in adult patients with acute myeloid leukaemia treated with novel targeted therapies: a systematic review and expert consensus recommendation from the European Hematology Association. Lancet Haematol. 2022;9(5):e361-e73.

45. Robenshtok E, Gafter-Gvili A, Goldberg E, Weinberger M, Yeshurun M, Leibovici L, et al. Antifungal prophylaxis in cancer patients after chemotherapy or hematopoietic stem-cell transplantation: systematic review and meta-analysis. Database of Abstracts of Reviews of Effects (DARE): Quality-assessed Reviews [Internet]. 2007.

46. Blennow O, Remberger M, Klingspor L, Omazic B, Fransson K, Ljungman P, et al. Randomized PCR-based therapy and risk factors for invasive fungal infection following reduced-intensity conditioning and hematopoietic SCT. Bone marrow transplantation. 2010;45(12):1710-8.

47. Sun Y, Meng F, Han M, Zhang X, Yu L, Huang H, et al. Epidemiology, management, and outcome of invasive fungal disease in patients undergoing hematopoietic stem cell transplantation in China: a multicenter prospective observational study. Biology of Blood and Marrow Transplantation. 2015;21(6):1117-26.

48. Gøtzsche PC, Johansen HK. Routine versus selective antifungal administration for control of fungal infections in patients with cancer. Cochrane Database of systematic reviews. 2014(9).

49. Mercier T, Maertens J. Clinical considerations in the early treatment of invasive mould infections and disease. Journal of Antimicrobial Chemotherapy. 2017;72(suppl_1):i29-i38.

50. Tissot F, Agrawal S, Pagano L, Petrikkos G, Groll AH, Skiada A, et al. ECIL-6 guidelines for the treatment of invasive candidiasis, aspergillosis and mucormycosis in leukemia and hematopoietic stem cell transplant patients. haematologica. 2017;102(3):433.

51. Maertens JA, Raad II, Marr KA, Patterson TF, Kontoyiannis DP, Cornely OA, et al. Isavuconazole versus voriconazole for primary treatment of invasive mould disease caused by Aspergillus and other filamentous fungi (SECURE): a phase 3, randomised-controlled, non-inferiority trial. The Lancet. 2016;387(10020):760-9.

52. Marr KA, Schlamm HT, Herbrecht R, Rottinghaus ST, Bow EJ, Cornely OA, et al. Combination antifungal therapy for invasive

aspergillosis: a randomized trial. Annals of internal medicine. 2015;162(2):81-9.

53. Resendiz Sharpe A, Lagrou K, Meis JF, Chowdhary A, Lockhart SR, Verweij PE, et al. Triazole resistance surveillance in Aspergillus fumigatus. Medical mycology. 2018;56(suppl_1):S83-S92.

54. Cornely O, Arikan-Akdagli S, Dannaoui E, Groll A, Lagrou K, Chakrabarti A, et al. ESCMID and ECMM joint clinical guidelines for the diagnosis and management of mucormycosis 2013. Clinical Microbiology and Infection. 2014;20:5-26.

55. Tortorano A, Richardson M, Roilides E, Van Diepeningen A, Caira M, Munoz P, et al. ESCMID and ECMM joint guidelines on diagnosis and management of hyalohyphomycosis: Fusarium spp., Scedosporium spp. and others. Clinical Microbiology and Infection. 2014;20:27-46.

56. Andes DR, Safdar N, Baddley JW, Playford G, Reboli AC, Rex JH, et al. Impact of treatment strategy on outcomes in patients with candidemia and other forms of invasive candidiasis: a patient-level quantitative review of randomized trials. Clinical infectious diseases. 2012;54(8):1110-22.

57. Lamoth F, Kontoyiannis DP. The Candida auris alert: facts and perspectives. The Journal of infectious diseases. 2018;217(4):516-20.

58. Maschmeyer G, Helweg-Larsen J, Pagano L, Robin C, Cordonnier C, Schellongowski P. ECIL guidelines for treatment of Pneumocystis jirovecii pneumonia in non-HIV-infected haematology patients. Journal of Antimicrobial Chemotherapy. 2016;71(9):2405-13.

59. Nivoix Y, Ledoux MP, Herbrecht R. Antifungal Therapy: New and Evolving Therapies. Semin Respir Crit Care Med. 2020;41(1):158-74.

60. Pérez J, Guna R, Orta N, Gimeno C. Nuevos azoles: voriconazol. Control calidad, Sociedad Española de Enfermedades Infecciosas y Microbiología Clínica. 2003.

61. sanitarios Aedmyp. Ficha técnica de voriconazol. 2019.

62. Marks DI, Pagliuca A, Kibbler CC, Glasmacher A, Heussel CP, Kantecki M, et al. Voriconazole versus itraconazole for antifungal prophylaxis following allogeneic haematopoietic stem-cell transplantation. British journal of haematology. 2011;155(3):318-27.

63. Levine MT, Chandrasekar PH. Adverse effects of voriconazole: over a decade of use. Clinical Transplantation. 2016;30(11):1377-86.

64. Owusu Obeng A, Egelund EF, Alsultan A, Peloquin CA, Johnson JA. CYP 2C19 Polymorphisms and Therapeutic Drug Monitoring of Voriconazole: Are We Ready for Clinical Implementation of Pharmacogenomics? Pharmacotherapy: The Journal of Human Pharmacology and Drug Therapy. 2014;34(7):703-18.

65. Moriyama B, Kadri S, Henning SA, Danner RL, Walsh TJ, Penzak SR. Therapeutic drug monitoring and genotypic screening in the clinical use of voriconazole. Current fungal infection reports. 2015;9(2):74-87.

66. Mori T, Aisa Y, Kato J, Nakamura Y, Ikeda Y, Okamoto S. Drug interaction between voriconazole and calcineurin inhibitors in allogeneic hematopoietic stem cell transplant recipients. Bone marrow transplantation. 2009;44(6):371-4.

67. Wang J-L, Chang C-H, Young-Xu Y, Chan KA. Systematic review and meta-analysis of the tolerability and hepatotoxicity of

antifungals in empirical and definitive therapy for invasive fungal infection. Antimicrobial agents and chemotherapy. 2010;54(6):2409-19.

68. Saravolatz LD, Johnson LB, Kauffman CA. Voriconazole: a new triazole antifungal agent. Clinical infectious diseases. 2003;36(5):630-7.

69. Kwong WT, Hsu S. Pseudoporphyria associated with voriconazole. Journal of Drugs in Dermatology: JDD. 2007;6(10):1042-4.

70. Williams K, Mansh M, Chin-Hong P, Singer J, Arron ST. Voriconazole-associated cutaneous malignancy: a literature review on photocarcinogenesis in organ transplant recipients. Clinical infectious diseases. 2014;58(7):997-1002.

71. Brown JD, Lim L-I, Koning S. Voriconazole associated torsades de pointes in two adult patients with haematological malignancies. Medical mycology case reports. 2014;4:23-5.

72. Lustenberger DP, Granata JD, Scharschmidt TJ. Periostitis secondary to prolonged voriconazole therapy in a lung transplant recipient. Orthopedics. 2011;34(11):e793-e6.

73. Zonios DI, Banacloche JG, Childs R, Bennett JE. Hallucinations during voriconazole therapy. Clinical infectious diseases. 2008;47(1):e7-e10.

74. Baxter CG, Marshall A, Roberts M, Felton TW, Denning DW. Peripheral neuropathy in patients on long-term triazole antifungal therapy. Journal of antimicrobial chemotherapy. 2011;66(9):2136-9.

75. Luong M-L, Al-Dabbagh M, Groll AH, Racil Z, Nannya Y, Mitsani D, et al. Utility of voriconazole therapeutic drug monitoring: a meta-analysis. Journal of Antimicrobial Chemotherapy. 2016;71(7):1786-99.

76. Pascual A, Csajka C, Buclin T, Bolay S, Bille J, Calandra T, et al. Challenging recommended oral and intravenous voriconazole doses for improved efficacy and safety: population pharmacokinetics–based analysis of adult patients with invasive fungal infections. Clinical infectious diseases. 2012;55(3):381-90.

77. Herbrecht R, Denning DW, Patterson TF, Bennett JE, Greene RE, Oestmann J-W, et al. Voriconazole versus amphotericin B for primary therapy of invasive aspergillosis. New England Journal of Medicine. 2002;347(6):408-15.

78. Wikipedia. Isavuconazol 2019 [Estructura química]. Available from: https://es.wikipedia.org/wiki/Isavuconazol.

79. Schmitt-Hoffmann A, Roos B, Heep M, Schleimer M, Weidekamm E, Brown T, et al. Single-ascending-dose pharmacokinetics and safety of the novel broad-spectrum antifungal triazole BAL4815 after intravenous infusions (50, 100, and 200 milligrams) and oral administrations (100, 200, and 400 milligrams) of its prodrug, BAL8557, in healthy volunteers. Antimicrobial agents and chemotherapy. 2006;50(1):279-85.

80. Cornely OA, Böhme A, Schmitt-Hoffmann A, Ullmann AJ. Safety and pharmacokinetics of isavuconazole as antifungal prophylaxis in acute myeloid leukemia patients with neutropenia: results of a phase 2, dose escalation study. Antimicrobial agents and chemotherapy. 2015;59(4):2078-85.

81. Jenks JD, Mehta SR, Hoenigl M. Broad spectrum triazoles for invasive mould infections in adults: Which drug and when? Medical mycology. 2019;57(Supplement_2):S168-S78.

82. Falci DR, Pasqualotto AC. Profile of isavuconazole and its potential in the treatment of severe invasive fungal infections. Infection and drug resistance. 2013;6:163.

83. Marty FM, Ostrosky-Zeichner L, Cornely OA, Mullane KM, Perfect JR, Thompson III GR, et al. Isavuconazole treatment for mucormycosis: a single-arm open-label trial and case-control analysis. The Lancet infectious diseases. 2016;16(7):828-37.

84. Jenks JD, Salzer HJ, Prattes J, Krause R, Buchheidt D, Hoenigl M. Spotlight on isavuconazole in the treatment of invasive aspergillosis and mucormycosis: design, development, and place in therapy. Drug design, development and therapy. 2018;12:1033.

85. sanitarios Aedmyp. Ficha tecnica de Isavuconazol. 2021.

86. Miceli MH, Kauffman CA. Isavuconazole: a new broad-spectrum triazole antifungal agent. Clinical Infectious Diseases. 2015;61(10):1558-65.

87. Fontana L, Perlin DS, Zhao Y, Noble BN, Lewis JS, Strasfeld L, et al. Isavuconazole prophylaxis in patients with hematologic malignancies and hematopoietic cell transplant recipients. Clinical Infectious Diseases. 2020;70(5):723-30.

88. Stern A, Su Y, Lee YJ, Seo S, Shaffer B, Tamari R, et al. A single-center, open-label trial of isavuconazole prophylaxis against invasive fungal infection in patients undergoing allogeneic hematopoietic cell transplantation. Biology of Blood and Marrow Transplantation. 2020;26(6):1195-202.

89. Bowen CD, Tallman GB, Hakki M, Lewis II JS. Isavuconazole to prevent invasive fungal infection in immunocompromised adults: Initial experience at an academic medical centre. Mycoses. 2019;62(8):665-72.

90. Morris MI. Posaconazole: a new oral antifungal agent with an expanded spectrum of activity. American journal of health-system pharmacy. 2009;66(3):225-36.

91. sanitarios Aedmyp. Ficha tenica de posaconazol 2019 [Available from: https://cima.aemps.es/cima/dochtml/ft/84010/FT_84010.html.

92. Schiller DS, Fung HB. Posaconazole: an extended-spectrum triazole antifungal agent. Clin Ther. 2007;29(9):1862-86.

93. Diekema D, Messer S, Hollis R, Jones R, Pfaller M. Activities of caspofungin, itraconazole, posaconazole, ravuconazole, voriconazole, and amphotericin B against 448 recent clinical isolates of filamentous fungi. Journal of Clinical Microbiology. 2003;41(8):3623-6.

94. Wong TY, Loo YS, Veettil SK, Wong PS, Divya G, Ching SM, et al. Efficacy and safety of posaconazole for the prevention of invasive fungal infections in immunocompromised patients: a systematic review with meta-analysis and trial sequential analysis. Sci Rep. 2020;10(1):14575.

95. Su H-C, Hua Y-M, Feng IJ, Wu H-C. Comparative effectiveness of antifungal agents in patients with hematopoietic stem cell transplantation: a systematic review and network meta-analysis. Infection and Drug Resistance. 2019;12:1311.

96. Kontoyiannis DP, Marr KA, Park BJ, Alexander BD, Anaissie EJ, Walsh TJ, et al. Prospective surveillance for invasive fungal infections

in hematopoietic stem cell transplant recipients, 2001–2006: overview of the Transplant-Associated Infection Surveillance Network (TRANSNET) Database. Clinical Infectious Diseases. 2010;50(8):1091-100.

97. Wikipedia. Fluconazol 2021 [Estructura química]. Available from: https://es.wikipedia.org/wiki/Fluconazol.

98. sanitarios Aedmyp. Ficha tecnica de fluconazol 2008 [Available from: https://cima.aemps.es/cima/dochtml/ft/65723/FichaTecnica_65723.html#5-propiedades-farmacol-gicas.

99. Wikipedia. Micafungina 2019 [Estructura química]. Available from: https://es.wikipedia.org/wiki/Micafungina.

100. Wikipedia. Anidulafungina 2022 [Estructura química]. Available from: https://en.wikipedia.org/wiki/Anidulafungin.

101. Wikipedia. Caspofungina 2020 [Estructura química]. Available from: https://es.wikipedia.org/wiki/Caspofungina.

102. Sucher AJ, Chahine EB, Balcer HE. Echinocandins: the newest class of antifungals. Ann Pharmacother. 2009;43(10):1647-57.

103. Kim R, Khachikian D, Reboli AC. A comparative evaluation of properties and clinical efficacy of the echinocandins. Expert opinion on pharmacotherapy. 2007;8(10):1479-92.

104. Nakai T, Uno J, Ikeda F, Tawara S, Nishimura K, Miyaji M. In vitro antifungal activity of micafungin (FK463) against dimorphic fungi: comparison of yeast-like and mycelial forms. Antimicrobial Agents and Chemotherapy. 2003;47(4):1376-81.

105. Wiederhold NP, Lewis JS. The echinocandin micafungin: a review of the pharmacology, spectrum of activity, clinical efficacy and safety. Expert opinion on pharmacotherapy. 2007;8(8):1155-66.

106. Perlin DS. Resistance to echinocandin-class antifungal drugs. Drug Resistance Updates. 2007;10(3):121-30.

107. sanitarios Aedmyp. Ficha técnica de caspofungina 2017 [Available from: https://cima.aemps.es/cima/dochtml/ft/81708/FichaTecnica_81708.html.

108. Pappas PG, Kauffman CA, Andes D, Benjamin Jr DK, Calandra TF, Edwards Jr JE, et al. Guías de práctica clínica para el manejo de la candidiasis: actualización del 2009, de la Infectious Diseases Society of America. Clinical Infectious Diseases. 2009;48(5):503-37.

109. Wikipedia. Amfotericina B 2021 [Estructura química]. Available from: https://es.wikipedia.org/wiki/Anfotericina_B.

110. Sandler ES, Mustafa MM, Tkaczewski I, Graham ML, Morrison VA, Green M, et al. Use of amphotericin B colloidal dispersion in children. Journal of pediatric hematology/oncology. 2000;22(3):242-6.

111. Steimbach LM, Tonin FS, Virtuoso S, Borba HH, Sanches AC, Wiens A, et al. Efficacy and safety of amphotericin B lipid-based formulations—A systematic review and meta-analysis. Mycoses. 2017;60(3):146-54.

112. sanitarios Aedmyp. Ficha técnica de amfotericina B liposomal 2017 [Available from: https://cima.aemps.es/cima/dochtml/ft/61117/FT_61117.html#4-1-indicaciones-terap-uticas.

113. Husain S, Capitano B, Corcoran T, Studer SM, Crespo M, Johnson B, et al. Intrapulmonary disposition of amphotericin B after aerosolized delivery of amphotericin B lipid complex (Abelcet; ABLC) in lung transplant recipients. Transplantation. 2010;90(11):1215-9.

114. Gavaldà J, Meije Y, Fortún J, Roilides E, Saliba F, Lortholary O, et al. Invasive fungal infections in solid organ transplant recipients. Clinical Microbiology and infection. 2014;20:27-48.

115. Keane S, Geoghegan P, Povoa P, Nseir S, Rodriguez A, Martin-Loeches I. Systematic review on the first line treatment of amphotericin B in critically ill adults with candidemia or invasive candidiasis. Expert Review of Anti-infective Therapy. 2018;16(11):839-47.

116. sanitarios Aedmyp. Ficha tecnica trimetoprim/sulfametoxazol 2021 [Available from: https://cima.aemps.es/cima/pdfs/es/ft/48671/48671_ft.pdf.

117. Wikipedia. Trimetoprim 2021 [Estructura química]. Available from: https://es.wikipedia.org/wiki/Trimetoprima.

118. Wikipedia. Sulfametoxazol 2021 [Estructura química]. Available from: https://es.wikipedia.org/wiki/Sulfametoxazol.

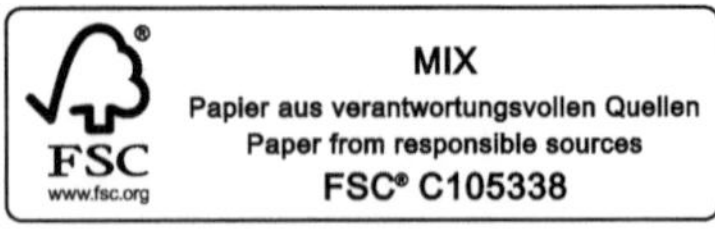

Printed by Books on Demand GmbH, Norderstedt / Germany